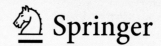

超声引导
Ultrasound-guided

肌骨介入操作 »» 下肢
Musculoskeletal Procedures (The Lower Limb)

［意］卢卡·玛丽亚·斯科芬詹（Luca Maria Sconfienza）
［意］大卫·奥兰迪（Davide Orlandi） 主编
［意］恩佐·西尔维斯特里（Enzo Silvestri）

毕 胜 主译

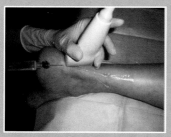
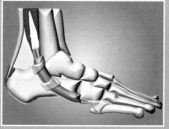
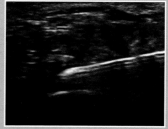

科学技术文献出版社
SCIENTIFIC AND TECHNICAL DOCUMENTATION PRESS
·北京·

图书在版编目（CIP）数据

超声引导肌骨介入操作. 下肢／（意）卢卡·玛丽亚·斯科芬詹，（意）大卫·奥兰迪，（意）恩佐·西尔维斯特里主编；毕胜主译. —北京：科学技术文献出版社，2021.6

书名原文：Ultrasound-guided Musculoskeletal Procedures：The Lower Limb

ISBN 978-7-5189-7745-1

Ⅰ.①超… Ⅱ.①卢… ②大… ③恩… ④毕… Ⅲ.①超声应用—肌肉骨骼系统—疾病—介入性治疗 Ⅳ.①R680.5

中国版本图书馆CIP数据核字（2021）第056614号

著作权合同登记号 图字：01-2021-1121

中文简体字版权专有权归科学技术文献出版社所有

First published in English under the title

Ultrasound-guided Musculoskeletal Procedures: The Lower Limb

edited by Luca Maria Sconfienza,Davide Orlandi and Enzo Silvestri

Copyright © Springer-Verlag Italia,2015.

This edition has been translated and published under licence from

Springer-Verlag Italia S.r.l.,part of Springer Nature.

超声引导肌骨介入操作（下肢）

策划编辑：张 蓉　责任编辑：彭 玉 张 波　责任校对：张永霞　责任出版：张志平

出　版　者	科学技术文献出版社	
地　　　址	北京市复兴路15号　邮编　100038	
编　务　部	(010) 58882938，58882087（传真）	
发　行　部	(010) 58882868，58882870（传真）	
邮　购　部	(010) 58882873	
官 方 网 址	www.stdp.com.cn	
发　行　者	科学技术文献出版社发行　全国各地新华书店经销	
印　刷　者	北京地大彩印有限公司	
版　　　次	2021 年 6 月第 1 版　2021 年 6 月第 1 次印刷	
开　　　本	710×1000　1/16	
字　　　数	108千	
印　　　张	8.25	
书　　　号	ISBN 978-7-5189-7745-1	
定　　　价	108.00元	

主译简介

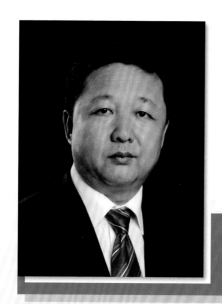

毕胜

主任医师，教授，博士生导师，原解放军总医院康复医学中心主任。

近10余年致力于推广肌骨超声在康复领域的应用，提出超声是康复医生新武器的观点；创立中国康复医学会疼痛康复专业委员会并担任首届主任委员；提出疼痛康复的主要领域为肌骨疼痛及疾病康复过程中的疼痛问题；业务范围包括非手术治疗及影像引导的侵入性介入治疗等，为未来在康复医学中设立疼痛康复亚专业奠定了基础。

现任中国康复医学会疼痛康复专业委员会主任委员、中国康复医学会康复治疗专业委员会副主任委员兼超声技术学组组长、中国中医药研究促进会软组织疼痛分会副主任委员、中国研究型医院学会肌骨及浅表超声专业委员会秘书长、中国非公立医疗机构协会康复医学专业委员会常务副主任委员兼秘书长。

原书前言

Ultrasound-guided Musculoskeletal Procedures（The Upper Limb）《超声引导肌骨介入超声（上肢）》一书出版后得到了超声医师和其他相关科室医师对肌骨系统的超声检查及相关的超声引导介入操作的极大关注。因此，我们推出了第二本书，专门介绍超声对下肢疾病的介入操作。

一些介入操作技术如超声引导治疗髋关节滑膜增生，由于可以延迟全髋关节置换术而受到了极大的推动，目前作为超声引导介入治疗髋关节的代表技术之一。超声引导对治疗关节周围疾病如腘绳肌末端病或髂腰肌滑囊炎，也非常有用。

膝关节一直被认为是无需任何影像学方式引导即可进行治疗的关节，但超声引导可以提高进针的准确性，特别是在肥胖患者或在受到退变性疾病影响且需要针对治疗的患者中。膝关节周围压迫神经的疾病也可以得到解决。

本书在足踝方面侧重于常见疾病的治疗，如足底筋膜炎、趾间神经瘤和关节周围腱鞘囊肿，这部分的内容主要为治疗的指征、最便捷的进针方法和常用药物等。

总之，本书在超声对下肢疾病的介入操作方面十分实用且全面，提供的介入操作技术主要来自我们团队长期积累的经验，适用于初学者。我们在此也感谢其他同事为本书所做的贡献！

Luca Maria Sconfienza
Davide Orlandi
Enzo Silvestri

前言

近年来，肌骨超声已经从超声医学的一个亚专业领域拓展到其他学科，特别是康复医学科、疼痛科等。超声引导肌骨介入操作技术也在临床科室得到了广泛应用。

从 2009 年开始，超声引导肌骨介入操作技术在解放军总医院超声诊断科应用，笔者与几位同事通过理论学习、临床实践及参加国际学术交流，逐步掌握了这项技术。在积累了一定实践基础后，并在海外康复医师的支持下，我们开始推动肌骨超声在康复医学科的应用，并于 2011—2013 年连续 3 年在康复医学界举办肌骨超声学习班，当年参加学习班的人员很多都成为目前活跃在康复领域应用肌骨超声的骨干。除实践外，我们还从理论上推动肌骨超声技术在康复医学领域的应用，先后在《中国康复医学杂志》发表了"超声——康复医生的新武器"和"再论超声——康复医生的新武器"，奠定了超声引导肌骨介入操作技术在康复医学领域的重要地位。

2017 年，中国康复医学会疼痛康复专业委员会成立，肌骨超声技术的推广有了更广阔的平台。中国康复医学会疼痛康复专业委员会每年举办 4 余次学习班，受到广大康复医师及其他专业医师的欢迎。学习班以肌骨超声为主，内容主要为六大关节——肩、肘、腕、髋、膝、踝，但是肌骨超声的书籍大多以诊断为主，超声引导肌骨介入操作的书籍内容大多为麻醉阻滞类，对于疼痛康复临床不太适用，因此，除授课老师的讲义外，目前尚没有一本适合肌骨超声学习班的教材。

在新型冠状病毒疫情期间，笔者偶然发现 *Ultrasound-guided Musculoskeletal Procedures*（*The Upper Limb*）和 *Ultrasound-guided Musculoskeletal Procedures*（*The Lower Limb*）这两本书比其他超声引导肌骨介入操作的书籍更加简明实用，并非常乐意介绍给国内的同行。在科学技术文献出版社的大力支持下，笔者独自翻译了这两本书，以满足国内广大肌骨超声医师的需要，并将成为中国康复医学会疼痛康复专业委员会肌骨超声学习班的指定教材。

意大利是国际肌骨超声介入操作技术的发源地之一，早在 2007 年，由意大利籍医师为主要作者编写的 *Ultrasound of the Musculoskeletal System*（《肌肉骨骼系统超声》）一书就是肌骨超声领域的奠基之作，也是肌骨超声爱好者学习的经典著作，该书也曾发行中文版，目前早已售罄。而此次翻译的这两本书，分别介绍了上肢和下肢常见的超声引导肌骨介入操作技术，也是近年来由意大利籍医师编写的。这两本书是以临床医师的实践经验为主，更加贴近实际应用，并具有易读性，相信对有志于从事超声引导肌骨介入操作的医师会有所帮助。

中国康复医学会疼痛康复专业委员会主任委员

2021 年 3 月于北京

目录

第一篇

超声引导肌骨介入操作概述

超声检查是一种快速、无创的成像方法，可精确显示肌骨系统几乎所有的软组织结构。超声不仅可以实时成像，还可以在介入操作过程中提供准确的引导，从而将并发症的风险降至最低。由于超声对操作者有一定的依赖性，因此必须采用规范的扫描技术才能获得最佳结果。扎实的临床知识是任何诊断或治疗过程的基本要求，同样地以超声为引导的介入操作也需要全面了解所使用的设备，还需要良好的专业技能，以从中获得最大量信息，同时避免这种成像方式的众多陷阱和伪像。

一、设置

1. 诊室

尽可能将一个特定的诊室用于介入操作，诊室应该保持干净。同样，在介入操作中正确使用诊室的设置是确保安全、标准及正常工作的前提。

介入操作诊室的布局有以下要求。
◆ 诊室空间与所进行活动的性质和程度有关。最小间隙空间应为 4 m，床周围应有 1.5 m 的间隙；
　◆ 观察区；
　◆ 医务人员准备区；
　◆ 清洁材料存放区；
　◆ 污物处理区；
　◆ 患者等候区；
　◆ 患者洗手间和水槽；
　◆ 医务人员洗手间和水槽。

介入操作诊室的技术性有以下要求。

◆ 高度和角度可调节的介入操作床；

◆ 可在室内保持恒定的空气交换的通风系统；

◆ 可调照明系统以照亮介入操作区；

◆ 医用气体管道系统；

◆ 急救推车；

◆ 紧急呼叫系统。

2. 超声系统

选择正确的超声系统会极具挑战性，但如果购买者对将要进行的超声引导的介入操作有清晰的概念，则可能会做出明智的选择。通常，超声诊断可能需要高级系统，而要执行介入操作可能只需要基本的超声系统。

通常，超声专用介入设备有以下基本要求。

（1）人机工程学

◆ 超声设备应为便携式或可移动的，以便运输到远程诊所或介入操作室进行，经常用于移动工作的设备应坚固、耐用且易于移动，手持便携式设备是一种选择；

◆ 可调节（旋转和倾斜）的监控器和控制面板，可以针对不同操作者等情况进行高度调节；

◆ 键盘设计方便了所需功能的使用，而无须拉伸或旋转。

（2）用料

◆ 持久耐用的材料，对常见消毒剂具有很高的抵抗力；

◆ 光滑的表面可以轻松、快速地被清洁。

（3）技术要求

◆ 可快速进行探头的选择和切换，并同时连接多个探头；

◆ 具有调节动态频率能力；

◆ 动态对焦控制，熟悉对焦区域的数量和模式；

◆ 可对如声束偏转、扇区角度、缩放、帧频等功能进行调节。

（4）探头

◆ 大多数有关浅表软组织的介入操作需要使用高频线性阵列探头（10 ~ 12 MHz 或更高）；

◆ 在更深的位置（如髋关节）可能需要凸阵探头（1 ~ 6 MHz）来进行介入操作；

◆ 与超声引导装置有兼容性；

◆ 符合人体工程学的手柄形状，可保持手腕中立；

◆ 探头设计应适合双手使用。

二、超声引导的介入操作

在进行介入操作之前，应对受影响部位进行超声的初步评估，以确认要治疗的病变并仔细计划介入操作。这非常重要，因为自上次检查以来患者的病情可能已经改变，需要进行不同的治疗。

1. 临床病史

临床病史应包括患者的基本信息，可以与患者或其主治医师进行简短的初步交谈，主要涉及以下内容。

◆ 主诉；

◆ 当前主诉的历史记录；

◆ 既往病史；

◆ 药物或其他过敏史；

◆ 家族病史；

◆ 个人和社会史；

◆ 系统回顾。

通常，在任何超声引导的介入操作之前必须仔细评估以下 3 个最紧迫的因素。

◆ 血液稀释病理状态或使用血液稀释药物：通常，抗血小板治疗不是软组织介入操作的禁忌证。对于大多数用细针进行的介入操作，抗凝治疗通常不是禁忌证。但是，我们通常要求患者在治疗前 5 天改用抗血小板治疗。

◆ 药物过敏：虽不常见，但有些患者可能对麻醉药过敏。在涉及麻醉的任何操作过程中，需要询问患者的过敏史。

◆ 糖尿病：已证明在糖尿病患者中使用类固醇可以很小程度地增加血糖，尽管这对临床症状的改善不显著，但会使患者容易发生局部感染。因此，治疗时应确保在无菌环境下操作。此外，可以使用抗生素预防（如阿莫西林 875 mg ＋ 克拉维酸 125 mg，每日 2 次，6 天为一个疗程）。

2. 介入操作禁忌证和知情同意书

虽然本书所述的介入操作具有最小的侵入性，但仍必须为患者提供与介入操作有关的禁忌证的准确解释。虽然与这些介入操作相关的并发症发生率极低，但仍不能完全排除，必须向患者明确说明以下内容。

◆ 介入操作期间不适；
◆ 介入操作后不适和类固醇相关耀斑的可能性；
◆ 感染的风险；
◆ 肌腱断裂的潜在风险。

收到此信息后，患者必须通过提供口头和书面知情同意书来正式同意该介入操作。对于每个介入操作，我们建议使用不同的同意书，其中该介入操作在患者签名的同一张纸上清楚地说明。

3. 消毒

所有超声引导的介入操作都必须在无菌环境下进行，以避免被细菌、真菌及病毒污染的风险。

超声引导的介入操作必须保证安全，有以下重要事项。

◆ 消毒溶液：使用化学溶液消毒，从皮肤上去除暂存的微生物。

◆ 无菌非接触技术：通过确保仅有无菌的物体或流体与易感部位接触，将感染风险降到最低；无菌器械唯一可以触碰的部分是不会接触到易感部位的器械；无菌过程中反复使用的器械应擦拭干净，并且必须适合用途；所有包装或一次性使用的材料如敷料包、套管包装和注射器包装，必须完好无损，并且在有效期之内，没有明显的污染迹象。

◆ 操作者应消毒：正确有效的手卫生是良好的感染预防和控制的最重要组成部分，因为手是感染传播的常见途径，可以通过有效的手卫生技术，如通过用抗菌液体、肥皂和水洗手，或使用速干手消毒剂来去除暂时性细菌，操作时必须使用无菌手套。

◆ 探头应消毒：超声探头和探头连接线用专用的消毒液擦拭，也可以使用无菌探头套。

◆ 患者应消毒：不能对皮肤进行"消毒"，但是某些化学制剂会降低微生物水平。我们的消毒介入操作包括以下 2 步：第一步，使用棕色的水基聚维酮碘溶液标记治疗部位，等待 1 ~ 3 分钟（足以使消毒剂起作用）；第二步，使用 70% 异丙醇和 2% 氯己定的透明溶液涂抹皮肤，这样既可以使皮肤消毒效果加倍，又可以在介入操作过程中避免污染超声探头。

◆ 介入操作区域：覆盖治疗区域可能非常有帮助，特别是对于较长时间的介入操作，可使用无菌铺巾。

◆ 超声耦合剂：常规超声耦合剂不应用于超声引导的无菌介入操作。较短的操作通常不需要耦合剂；对于更长时间的介入操作，可以使用无菌耦合剂。

4.针头和注射器

不同的介入操作可使用不同种类的针头，可以使用不同直径（以直径 G 为测量标准，G 数值越小，表示直径越大）和不同长度（以毫米为单位）的穿刺针。通常，传统的 5 mL、10 mL 和 20 mL 注射器带有 20 ~ 21 G、5 cm 长的针，可用于大多数的介入操作。

◆ 使用细针（26 ~ 32 G）和短针（2 cm）在敏感区域进行非常表浅的介入操作。

◆ 抽吸浓稠物（如腱鞘囊肿或血肿）的介入操作需要使用较大的针（14 ~ 16 G），针的长度与目标深度密切相关。

◆ 脊柱针用于较深的位置，如髋关节或肥胖患者，介入操作中使用的最常见的脊柱针为 9 ~ 12 cm 和 18 ~ 22 G。

根据不同类型的注射器，有不同的鲁尔锁（Luer-lock）设计。对于大多数介入操作，我们建议使用带偏心滑套的注射器，因为它们可以轻松地与针头连接和断开。对于螺纹锁定到注射器主体的区域，注射器具有多种设计。介入操作中有很少一部分（如透明质酸注射液）需要较大的压力。因此，建议使用鲁尔锁注射器。注射器容量根据要注入或排出的液体量而定。

对于最常见的下肢介入操作的注射器，我们有以下建议。

◆ 1 ~ 2 mL：用于踝或足周围跖骨间滑囊炎的注射治疗、趾间神经瘤病和腱鞘炎的治疗。

◆ 5 ~ 10 mL：用于股骨大转子和跟骨后滑囊炎的注射治疗、抽出少量积液及富血小板血浆的注射治疗。

◆ 20 mL：用于钙化性疾病的灌洗、抽吸或抽空积液。

如何进针？ >>>

超声引导可以采用侧面或平面外路径进针。在侧面进针时针应保持与探头的声束垂直，并插入探头的短边。在平面外进针时将针插入探头的长边，平行于探头的声束。侧面（平面内）进针的优点是针的可见度极好，但与平面外进针相比，这种方法在到达目标之前会穿过大量组织。另一方面，平面外进针的缺点是降低了针的可见性，但是当目标周围的空间受到很大限制时，可以使用平面外进针。这时需要操作者有足够的经验，以获得令人满意的结果（图1-1）。

三、药物

1. 局部麻醉药

超声引导介入操作可能需要局部麻醉，以最大限度地减少患者的疼痛和不适。麻醉药的类型和用量在很大程度上取决于介入操作本身及所涉及的解剖位置。

局部麻醉药的作用是通过抑制钠离子通道而中断神经的传导能力。在大多数情况下，这种抑制活性是通过神经膜扩散到轴浆中，然后进入钠离子通道。局部麻醉药分子由3种不同的成分组成，每种成分有不同的特性。该化合物的脂质溶解性增强了通过神经鞘和构成神经干的各个轴突的神经膜的扩散。该性质与药物功效相关，因为脂溶性越高，药物进入神经元的比例就越大。

将快速作用的局部麻醉药（如2%的利多卡因溶液）注射在要治疗的区域周围和内部。最初，患者会感到与针头和麻醉药有关的短暂刺痛感，碳酸氢盐缓冲液可显著降低这种感觉。我们每4份麻醉药使用1份碳酸氢盐缓冲液。通常在几秒钟内，该区域就会变得麻木。利多卡因溶液是超声引导诊断神经阻滞的一种选择，通常会注入可疑病变的神经周围。

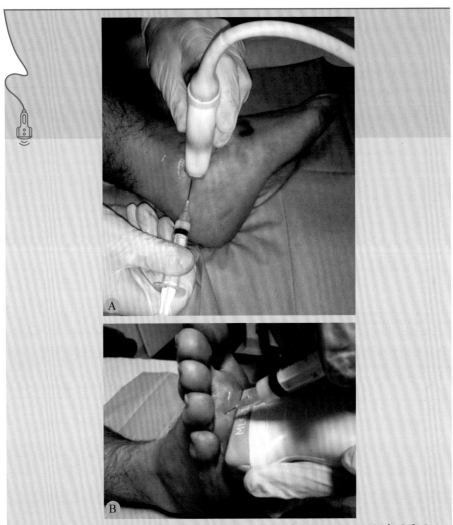

A.超声引导侧面进针,将针插入探头的短边,可见到完整的针;B.超声引导平面外进针,将针附着在探头的长边,从而减少了软组织中的路径,但只能见到针尖。

图 1-1 超声引导进针

长效局部麻醉药如 0.25% 的盐酸布比卡因溶液与皮质类固醇激素一起注射，以缓解不适部位（关节内和关节外），还可以治疗神经阻滞。

麻醉药的长期不良反应极少见，患者可能会暂时受到影响，不良反应主要有以下几个方面。

- ◆ 舌头麻木；
- ◆ 头晕；
- ◆ 视野模糊；
- ◆ 肌肉抽搐。

局部麻醉药抑制中枢神经系统有剂量依赖性。对于大多数肌骨介入操作，20 mL 2% 利多卡因溶液被认为是安全的。

一些患者可能对局部麻醉药过敏。但经仔细询问，他们出现的与介入操作有关的迷走神经反应或心悸应归因于溶液中或内源性释放的肾上腺素。虽然有文献报道了患者对局部麻醉药有过敏反应，但没有证实 IgE 介导的超敏反应。患者偶尔会出现与酰胺类局部麻醉药过敏反应一致的症状。通常，可以询问患者是否有过牙科麻醉方面的问题以进行诊断测试。

2. 皮质类固醇

炎症是机体对伤害的最初反应之一。局部血流增加将多形核白细胞、巨噬细胞和血浆蛋白转运至受伤区域，在该区域小动脉血流重新分布，从而在受伤部位产生淤滞和缺氧。白细胞、血浆蛋白和液体对受影响组织的浸润导致发红、肿胀和疼痛，这是炎症的典型特征。

在肌骨系统中，可以发现不同原因引起的炎症，如关节炎、腱鞘炎、滑囊炎和创伤。另外，在退行性的疾病中也可以表现出炎症。

在退行性或超负荷肌腱疾病中，通常看不到炎症细胞，但常见血管成纤维细胞增生。

　　皮质类固醇有一系列不同的作用机制，这些机制通过限制毛细血管扩张和血管的渗透性发挥作用。这种药物限制了多形核白细胞和巨噬细胞的积累，减少了血管活性激肽的释放，并抑制了破坏性酶的释放，这些破坏性酶攻击了损伤碎片并不加选择地破坏了正常组织。

　　类固醇通常由人体产生，但我们常使用可以适应临床需求的合成药物。临床上使用的合成药物通常是泼尼松龙的衍生物，每个剂量单位的消炎作用都比皮质类固醇高。

　　市售制剂可以是可溶的或不溶的。在肌骨系统中，优选使用低可溶性制剂。这些制剂的主要优点是需要细胞酯酶水解才能释放出活性成分。因此，它们在关节中的作用是持久的。另外，可以使用其他可溶性制剂，如地塞米松。这些制剂的优点是可以被细胞迅速吸收，因此起效迅速，同时减短了作用时间。

　　皮质类固醇的作用持续时间可以根据其生物半衰期、药物半衰期或临床获益持续时间进行估算。虽然临床获益的持续时间是最实际的评估，但具有主观性，并且在文献报道中差异很大，而没有统计学上的显著差异。

　　皮质类固醇也可以在同一注射器中与其他药物（如麻醉药、透明质酸）混合。但是，此类混合物的指示和浓度在文献中相当混乱，主要依据个人经验。

　　与皮质类固醇注射有关的已确定的不良反应可能包括感染、皮肤耀斑、局部脂肪萎缩、皮肤色素沉着、肌腱破裂和血糖升高。

　　感染是所有介入性操作的潜在并发症之一。使用良好的无菌技术，这种并发症的发生率基本上可以忽略。局部注射皮质类固醇可能会降低人体免疫力，而增大了感染的机会。最常见的不良反应是皮肤耀斑，这是炎症局部严重的表现，在几小时内发展并持续 2～3 天，该事件的患病率可达 25%。引起耀斑的原因可能是药物制剂的辅料，而不是类固醇本身。

其他如皮下脂肪萎缩、皮肤色素沉着和肌腱断裂，可能是注射技术不正确导致的。只要将类固醇注射到正确的位置，就会降低此类事件发生的风险。但是，在特定过程中（如使用较粗的针头时），类固醇可能会沿着针头回流并产生上述并发症。我们建议在类固醇注射后局部加压（手动或用绷带包扎），以避免药物回流。

在软组织或关节内注射后会发生全身性作用，但通常认为其临床意义不大。治疗医师要意识到关节内皮质类固醇确实会发挥可变的全身作用。因此，对接受这种注射的糖尿病患者应警告血糖水平会略有上升，应对他们进行准确的血糖监测。另外，这些患者通常更容易发生局部感染。因此，应格外小心。

3. 透明质酸

据报道，透明质酸（润滑补充剂）的关节内给药可有效治疗轻度和中度骨关节炎。该介入操作可为受影响的关节提供润滑并刺激内源性滑液的产生，从而改善关节功能。

透明质酸是由多个 N- 乙酰氨基葡萄糖分子组成的长聚合物和葡萄糖醛酸通过糖苷键连接在一起。透明质酸是细胞外基质的主要成分之一，可存在于关节软骨、滑膜组织和滑液中。透明质酸具有机械（增黏剂）和药理特性（增黏剂），因其既充当润滑剂和减震剂，又是内源性滑液的促进剂。

透明质酸可以根据聚合物的重量（低、中及高分子量）与其之间存在的结合（无结合、交联等）进行分类。分子量不同的酸具有不同的性质。分子量越低，机械性能越低，药理作用越高。相反，分子量越高，机械性能越高，药理作用越低。交联也可以存在于具有更高分子量的透明质酸中，有助于增加机械性能。关节内的持久性也受分子量影响。据报道，低分子量的透明质酸可以在关节中保留 4 天，而高分子量的透明质酸可持续 4 周。

4.富血小板血浆

富血小板血浆来自患者的新鲜血液中提取的 3 种成分（血小板浓缩液、冷沉淀的纤维蛋白原和凝血酶），并在注射前混合。富血小板血浆可以通过医院血液服务或商业试剂盒来制备。富血小板血浆用 1～2 mL的 10% 葡萄糖酸钙激活后，应立即注射以避免凝固。

富血小板血浆基本上是浓缩的血小板，其含有几种有助于促进受损组织愈合的生长因子，特别是转化生长因子 β（transforming growth factor-β，TGF-β）、血小板衍生生长因子（platelet-derived growth factor，PDGF）、成纤维细胞生长因子（fibroblastic growth factor，FGF）和胰岛素样生长因子（insulin-like growth factor，IGF）。由于退行性肌腱病的血管形成较差，因此认为使用透明质酸可促进肌腱愈合。

富血小板血浆在口腔科、整形科、颌面部和骨科等多个医学分支中发挥重要作用。在运动医学，富血小板血浆可促进肌腱的愈合，与简单的针刺或其他侵入性较小的治疗方法相比，有不同的结论。

四、术后护理

一般而言，在进行表浅介入操作后，用简单的胶布和（或）相对压迫性绷带覆盖治疗皮肤，在治疗关节上还可以冰敷。对于更具侵入性的介入操作，我们建议在治疗后对患者进行 15～30 分钟的监护，以注意可能发生的不良反应。在某些情况下，我们建议短期口服抗感染药和（或）止痛药。对于接受超声引导介入治疗的患者，在肌骨系统的介入操作不需要常规应用抗生素。

某些患者（如糖尿病患者）需要格外小心。最后，应指导患者治疗后的生活方式（如休息时间、运动疗法等），并在可能发生意外事件的情况下通过电话号码或电子邮件与患者联系（图 1-2，图 1-3）。

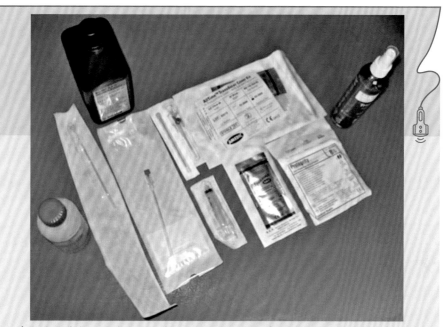

超声引导肌骨介入操作所需材料主要为注射器、消毒液、针头、无菌探头套、无菌凝胶和手套。

图 1-2　超声引导肌骨介入操作所需材料

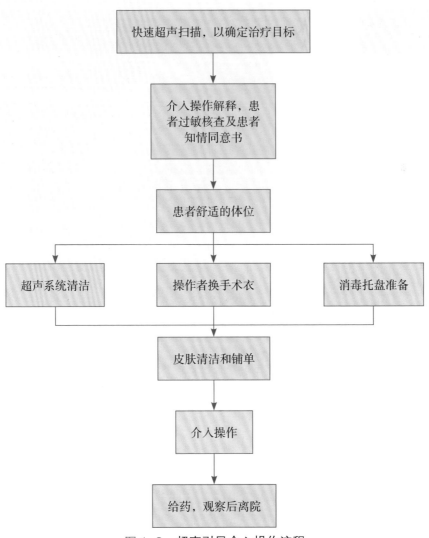

图 1-3　超声引导介入操作流程

（Luca Maria Sconfienza, Davide Orlandi, Carmelo Messina, Enzo Silvestri）

第二篇

下肢各论

第一章

髋部

第一节 ○
髋部：目标明确的超声解剖和检查技术

髋部可分为 4 个部分：前部、内侧、外侧和后部。

一、前部

1. 缝匠肌和阔筋膜张肌

（1）解剖学

缝匠肌和阔筋膜张肌是髋前肌群的浅表肌肉，它们分别来自髂前上棘的内侧和外侧。

缝匠肌向远侧和斜下方，从表层延伸至大腿深层肌肉，到达小腿近侧的前内方。阔筋膜张肌在大腿外侧向远端延伸。缝匠肌终止于鹅足腱，即 3 个肌腱（缝匠肌、股薄肌及半腱肌的肌腱）的联合附着在胫骨近端的前内侧表面。阔筋膜张肌通过髂胫束终止于胫骨近端骨外侧的 Gerdy 结节。

（2）扫描技术

患者仰卧，下肢中立位。治疗师通过触诊找到髂前上棘后，将探头水平放置在髂前上棘，可以看到典型的"假 – 甲状腺"特征，以高回声髂前上棘为中心，缝匠肌（内侧）肌腱短腱附着，阔筋膜张肌（外侧）肌腱附着。探头向远端移动，通过短轴和长轴扫描检查肌腹（图 2-1-1）。

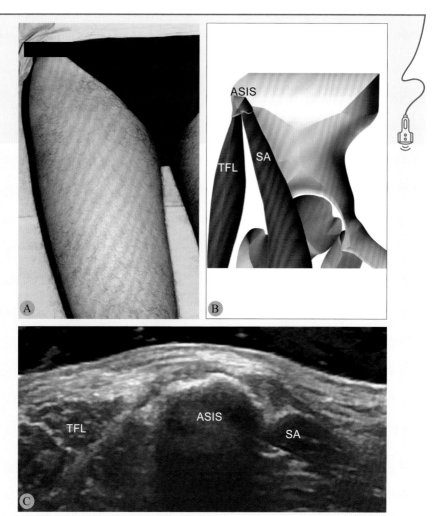

A. 探头放置位置和患者姿势，以通过超声短轴扫描评估髂前上棘；B. 髂前上棘、阔筋膜张肌、缝匠肌沿长轴方向的解剖结构示意图，TFL：阔筋膜张肌，ASIS：髂前上棘，SA：缝匠肌；C. 髂前上棘、阔筋膜张肌和缝匠肌的超声短轴声像图。

图 2-1-1　检查髂前上棘以评估阔筋膜张肌和缝匠肌

2. 股直肌和髂腰肌

（1）解剖学

股直肌是髋前部深层肌肉的一部分，属于股四头肌复合体。它通过 3 个不同的近端肌腱附着在髂前下棘：直腱直接附着髂前下棘；反折腱是指进入肌肉腹部的腱膜，从近端在直腱下延伸，然后向外延长。反折腱锚定髋关节软骨唇复合体。股直肌穿过髋关节的前侧，跨过大腿前侧通过股四头肌肌腱附着在髌骨上极。

髂腰肌由起源于后腹壁的 2 块肌肉——腰大肌和髂肌组成。腰大肌起源于 T_{12} ~ L_5 的横突、椎体及椎间盘侧面，髂肌起源于髂窝。肌腹向下并斜向外延伸，穿过腹股沟韧带，并通过共用肌腱附着在小转子的顶点。

在关节囊和髂腰肌后表面之间，有人体最大的滑囊——髂腰肌滑囊，15% 的髂腰肌滑囊与关节间隙相通。

（2）扫描技术

探头从髂前上棘水平位置开始，向远端移动到髂前下棘，并在短轴扫描中观察股直肌外侧的直腱，可通过短轴和长轴扫描评估股腹直肌的直腱和反折腱。从该位置开始，探头向远端移动，到达股直肌肌腹。然后将探头顺时针旋转 90°，以通过超声长轴扫描评估股直肌的肌腱连接处直至髂前下棘。

为检查肌肉，将探头放在髂前下棘的中间，并通过轴向扫描来检查髂腰肌，通过短轴和长轴扫描追踪肌肉，直至小转子（图 2-1-2）。

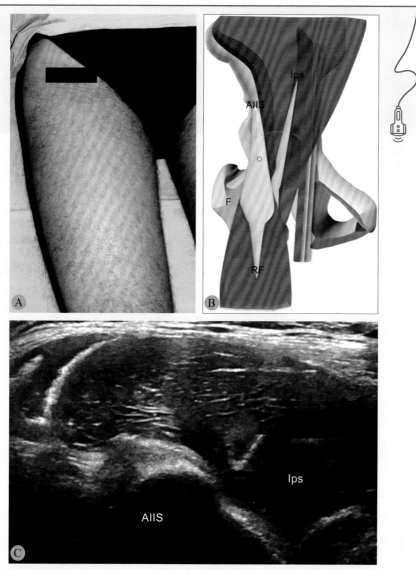

A. 探头放置位置和患者姿势，以通过超声短轴扫描检查股直肌和髂腰肌；B. 股直肌和髂腰肌的解剖结构示意图，AIIS：髂前下棘，圆圈：与股直肌相连的肌腱，RF：股直肌，Ips：髂腰肌，F：股骨；C. 股直肌和髂腰肌的超声短轴声像图，正常情况下看不到髂腰肌滑囊。

图 2-1-2　检查大腿前部以评估股直肌和髂腰肌

3. 髋关节

（1）解剖学

髋关节由髋臼和股骨颈组成，位置较深，被厚的股四头肌和髂肌覆盖。超声只能看到最浅的结构，即股骨头及其关节软骨、髋臼的前外侧边界、前外侧盂唇和前关节囊。关节间隙不能用超声检查。

（2）扫描技术

探头应放置在髂前下棘的稍内侧和远端。探头在矢状位时，可以显示关节间隙；探头在倾斜矢状位时，以定位由关节软骨、髋臼、髋臼前盂唇、股骨头颈交界处和高回声前关节囊外所覆盖的股骨头。通常，超声无法检测到位于股骨头底部的前部滑膜隐窝。

股骨颈部的前表面在关节囊内，被附着的髋臼和髋臼盂唇的关节囊所覆盖，而后侧仅部分在关节囊内，因为关节囊覆盖在股骨颈的中部和外侧 1/3 之间（图 2 -1-3 ）。

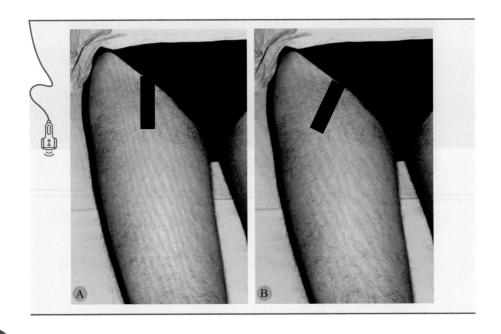

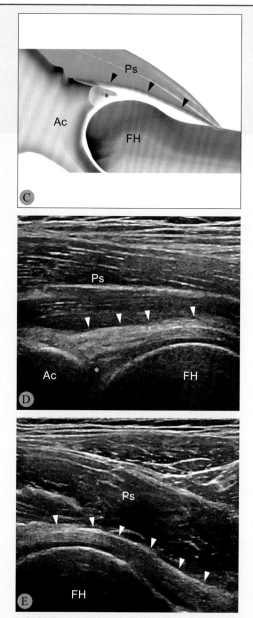

A. 探头放置位置和患者姿势，以通过矢状位扫描髋关节；B. 探头放置位置和患者姿势，以通过倾斜矢状位扫描髋关节；C. 髋关节的解剖结构示意图，Ac：髋臼，星号：盂唇，FH：股骨头，箭头：关节囊，Ps：髂腰肌；D. 髋关节的矢状位扫描声像图；E. 髋关节的倾斜矢状位扫描声像图。

图 2-1-3　髋关节的检查

二、内侧

髋关节内侧主要为内收肌。

（1）解剖学

从最表层到最深层，内收肌包括长收肌、短收肌、大收肌和股薄肌。

长收肌位于表面，从耻骨体发出，位于耻骨嵴下方。短收肌起源于耻骨下支。大收肌是最大的内收肌，起自耻骨下支、坐骨支和坐骨结节。股薄肌是内收肌中最靠内的，其起自耻骨体和耻骨下支。前三块肌肉附着在股骨上，而股薄肌末端在鹅足腱。

（2）扫描技术

患者仰卧，下肢略微向外旋转。

通过超声长轴扫描，确定耻骨联合的骨性标志，以检查内收肌肌腱的附着处。旋转探头，通过短轴和长轴检查每个肌肉的肌腹（图2-1-4）。

三、外侧

髋关节外侧主要为臀肌。

（1）解剖学

外侧肌肉主要包括臀中肌和臀小肌。

它们起源于髂骨翼后面，臀小肌肌腱附着大转子的前小面，臀中肌前部和中部附着大转子的外侧小面，而其后部附着大转子的上后小面。

股骨大转子滑囊：臀中肌的大转子滑囊，其腱与大转子前侧分开，臀大肌的大转子滑囊，通常是多腔室的，将臀大肌的深侧与大转子的后外侧骨表面分开。

在臀肌的表面，可看到高回声结构的阔筋膜张肌的肌腱部分，通过滑囊、脂肪间隙平面与髋关节外展肌分离。

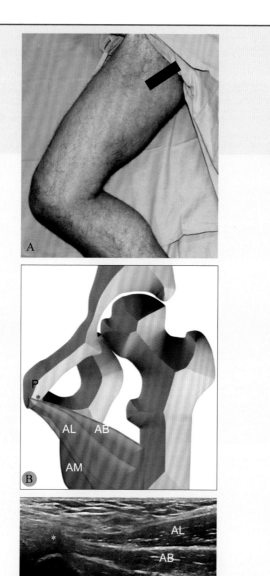

A.探头放置位置和患者姿势，以通过超声长轴扫描评估内收肌；B.内收肌沿长轴方向的解剖结构示意图，P：耻骨，星号：内收肌共同肌腱，AL：长收肌，AB：短收肌，AM：大收肌；C.内收肌的超声长轴声像图。

图 2-1-4　检查大腿内侧以评估内收肌

（2）扫描技术

患者侧卧，对侧髋关节支撑身体。将探头水平放置以找到大转子，然后将其稍微倾斜地移动。从后向前移动探头，可以识别外侧的肌肉（图2-1-5）。

四、后部

髋关节的后部主要为坐骨肌和坐骨神经。

（1）解剖学

后方臀部肌肉的深层由3块坐骨肌组成：股二头肌的长头、半腱肌和半膜肌。

这些肌肉都起源于坐骨结节，并逐渐向下附着于小腿深部。股二头肌和半腱肌的长头有一个联合肌腱，起源于坐骨结节的外侧。

半膜肌肌腱附着在坐骨结节的下内侧。

（2）扫描技术

患者俯卧位，下肢处于中立位，水平放置探头，发现坐骨结节并观察其上坐骨肌近端肌腱的附着情况。从外侧到内侧，可以看到股二头肌的长头、半腱和半膜肌肌腱。在腘绳肌的外侧，也可以看到坐骨神经（图2-1-6）。

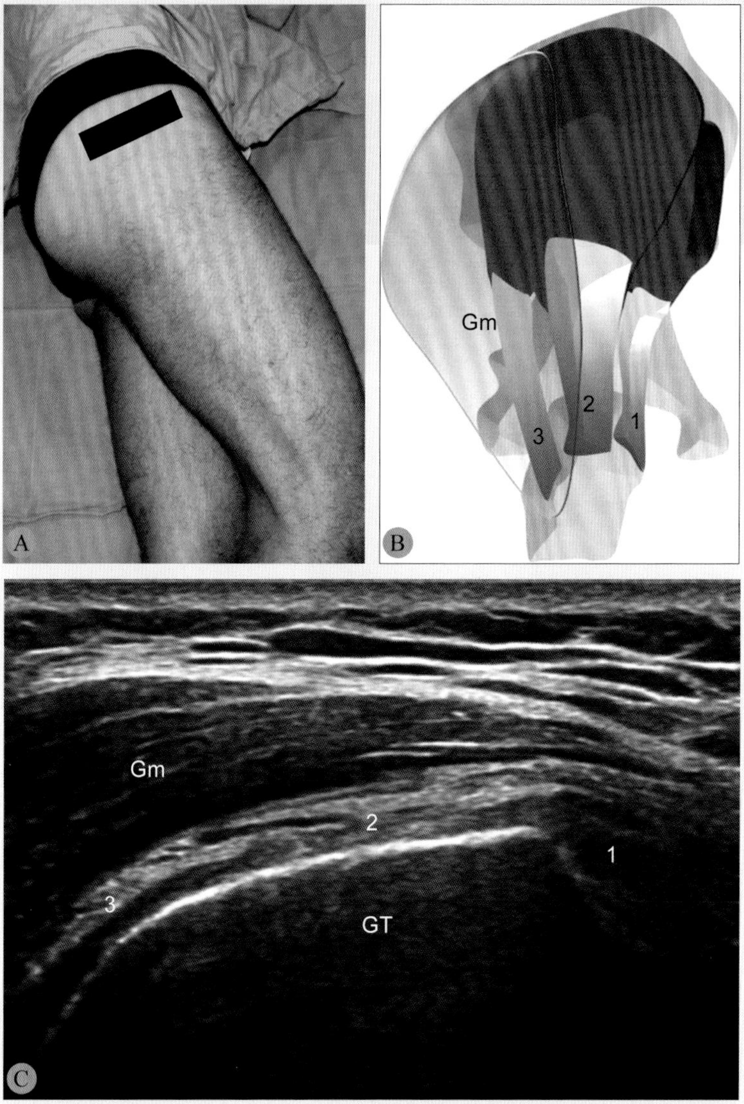

A. 探头放置位置和患者姿势，以通过超声短轴扫描评估臀部肌腱和肌肉；B. 臀部肌腱和肌肉沿短轴方向的解剖结构示意图，1: 臀小肌肌腱，2: 臀中肌肌腱的前部，3: 臀中肌肌腱的后部，Gm: 臀大肌；C. 臀部肌腱和肌肉的超声短轴声像图，GT: 大转子。

图 2-1-5　股外侧臀部肌腱和肌肉的检查

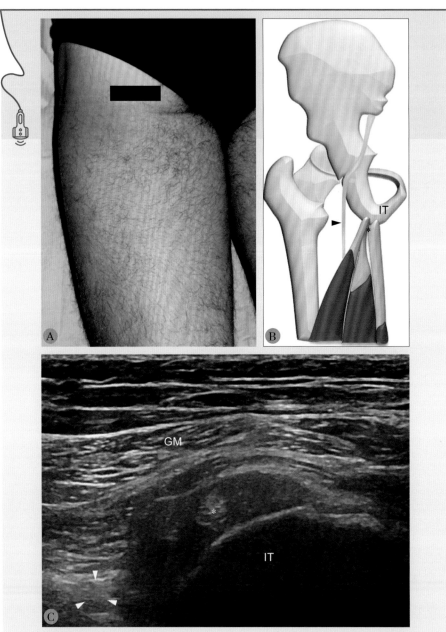

A. 探头放置位置和患者姿势，以通过超声短轴扫描评估腘绳肌肌腱；B. 腘绳肌沿短轴方向的解剖结构示意图，IT：坐骨结节，星号：腘绳肌肌腱的附着处，短箭头：坐骨神经；C. 腘绳肌肌腱的超声短轴声像图，GM：臀大肌。

图 2-1-6　检查大腿后侧以评估腘绳肌肌腱

（Emanuele Fabbro, Giulio Ferrero）

第二节 ○
髋关节内注射的介入治疗

一、基础

髋关节内注射可治疗多种髋关节疾病。抗感染药适用于难治的晚期髋部骨关节炎患者，透明质酸等润滑补充剂适用于治疗轻度至中度骨关节炎患者，注射麻醉药以区分关节内外疾病。

1. 髋关节炎

髋关节炎是一种很常见的疾病，会影响 4.4% 的 55 岁以上的成年人，并且随着年龄的增长而逐渐增加。原发性髋关节炎是一种退化性关节病，常与衰老和该关节的负重有关，这两种状况可并存。未经治疗的股骨髋臼撞击或髋关节发育不良的患者可发生继发性髋关节炎，其生物力学改变通常会导致关节损伤。

2. 临床表现

髋关节炎的主要症状是关节僵硬，这种僵硬发生在患者下床或久坐后，通常与髋关节的疼痛、肿胀及无法移动髋部以进行日常活动有关，如下车或穿袜子。有的患者还会出现骨擦音。

3. 超声诊断

髋关节炎的诊断需要 X 线检查。超声常显示髋关节内存在积液、关节囊增厚、关节囊钙化及髋臼盂唇钙化。有时需要 MRI 以检测相关异常的存在。

4.治疗方案

保守治疗包括减重、物理治疗、口服消炎药和止痛药，以及关节内注射药物（如透明质酸和类固醇）。晚期可以进行全髋关节置换术。

二、超声引导的介入操作

1.适应证

关节外和关节内疾病之间的鉴别诊断：麻醉药注射不适合全髋关节置换术患者的原发性或继发性骨关节炎疼痛。保守治疗一般为注射透明质酸或类固醇注射。

炎性关节炎采用类固醇注射。

关节内注射通常在怀疑或已知关节感染、表面蜂窝组织炎或对相关药物过敏的患者中禁用。

此过程还可用于将造影剂注入关节内，以进行关节造影检查。

2.目的

在关节腔内注入抗感染药、止痛药或关节润滑补充剂。

3.材料

◆ 1 个注射器（2 ~ 5 mL）；

◆ 20 G 的脊柱针；

◆ 利多卡因 2%（2 ~ 4 mL），长效类固醇（1 mL，40 mg / mL）或透明质酸（2 ~ 6 mL）；

◆ 胶布。

三、介入操作流程

与其他关节（如肩关节、膝关节）相比，髋关节的关节内注射通常更为复杂，因为其位置较深，且与股神经血管束相邻。

侧面（平面内）进针方法可以使针沿着整个路径在软组织中直接连续地可视化，而平面外进针可能更短且疼痛更少，因此更多采用，但针头可见度显著降低。

患者仰卧，腿部轻微内旋（15°~20°）可能有助于降低关节囊的张力并提高介入操作的耐受性，可以在腹股沟处通过短轴扫描看到神经血管束，以检测血管或神经并避免穿刺意外。然后，将探头旋转约135°并横向移动，以到达髋关节上方进行前矢状斜位扫描。正确的扫描平面应能看到股骨颈、被透明软骨覆盖的股骨头、髋臼盂唇、髋臼的骨质、关节囊及表面上的肌腹。股骨头皮质表现为弯曲的回声线，而髋臼前缘的皮质表面则呈三角形回声结构。纤维软骨成分的前部髋臼盂唇可被视为轮廓分明、呈三角形且回声均匀的结构。值得注意的是，在晚期骨关节炎患者中，关节的解剖结构可能不同，并且不容易识别出关节的组成。

头尾入路 ▶▶▶

关节间隙位于屏幕中间，将20 G的脊柱针沿尾部向头部方向沿探头短边插入。根据患者的体质，关节的深度可能会有所不同，因此必须调整针头插入的角度。通常针的插入角度为30°~60°。经验不足的操作者可能会利用可连接到超声探头的金属导针器。这种方法可以实时显示针的整个路径，并且可以对进针方向进行轻微的调整，针尖可以插入整个关节囊内，但是将针精确插入关节间隙可能会使患者非常痛苦。置针的最佳区域是在股骨头－颈部交界处。到达关节间隙后，将注射器连接到针头，然后注射药物。值得注意的是，在高阻力注射的情况下，针头应少量回缩（图2-1-7）。

该介入操作可以通过头尾入路进行，能量多普勒超声可以监视注射过程中关节囊内药物的流动。

注射结束时，可以拔出针头，并在穿刺部位贴上胶布。

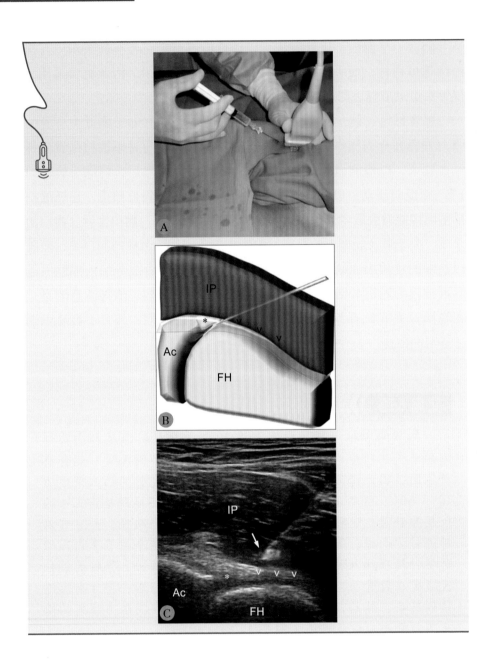

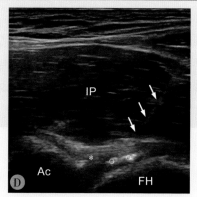

A. 探头放置位置和患者姿势，以通过超声长轴扫描引导髋关节内注射；B. 髋关节的解剖结构示意图；C. 超声长轴扫描并引导髋关节内注射，IP：髂腰肌，Ac：髋臼，FH：股骨头，星号：盂唇，长箭头：针尖，短箭头：关节囊；D. 超声引导向髋关节内注射透明质酸（圆圈）。

图 2-1-7　超声长轴扫描并引导髋关节内注射

短轴入路 >>>

　　关节间隙位于屏幕中央，20 G 的脊柱针插入探头长边的中间，从外侧到内侧的角度很小（约 5°），可以看到关节间隙在扫描平面上。沿其路径，通过表层软组织的轻微移动可以间接看到针尖，当到达关节间隙时，应在关节囊下方看到高回声点的针尖。值得注意的是，此过程对患者的痛苦较小，但需要操作者对超声引导介入操作有较丰富的经验。

术后护理 >>>

　　介入操作后通常对患者保持观察约 15 分钟。患者可能会出现疼痛，可以短期口服非甾体抗炎药。

（Emanuele Fabbro, Giulio Ferrero）

第三节
髋关节附着肌腱病的介入治疗

一、基础

髋关节周围的肌腱由于过度负荷或前期未得到很好治疗由急性损伤转为慢性微创伤，在附着部位发生退行性变。患者的既往史和临床检查可将这种状况与急性或亚急性创伤性损伤、其他关节周围或关节内病变区分开。在从事跑步、骑自行车或踢足球等不同运动的年轻群体中，肌腱附着前部和后部（如内收肌、股直肌和腘绳肌）的频率更高。另一方面，慢性外侧肌腱病最常见于中老年妇女，因在临床上不能将其与大转子滑囊炎区分开，通常被称为"大转子疼痛综合征"。

1. 临床表现

最常见的症状是在受累肌腱附着的相应部位出现疼痛，由于进行抵抗阻力的主动运动、手指压迫或躺在患侧而没有限制髋关节活动范围而加剧了疼痛，必须注意排除腹部疼痛原因，这种疼痛类似内收肌或股直肌的肌腱病，腘绳肌肌腱末端病也类似神经根病，或与坐骨神经刺激有关。

2. 超声诊断

超声有助于进行准确的诊断。退行性肌腱病可能表现为不同程度的肌腱肿胀和原纤维肌腱回声纹理的丧失。在附着部位还可以看到微小的高回声钙化。值得注意的是，对侧肌腱也经常发现相似的病理变化，但无症状。在更严重的情况下，部分或全部厚度的肌腱撕裂可看到局灶性无回声区域，并失去正常的纤维状分布。如果存在充满液体的增厚的滑囊（如髂腰肌、大转子等），也可以被超声检测到。

3. 治疗方案

保守治疗包括休息、减重、物理治疗、冰敷、口服消炎药和止痛药，如有骨盆失衡（如腿长差异）时，应排除或纠正。在治疗无效的情况下，可以考虑超声引导介入操作或外科腱膜清创术。

二、超声引导的介入操作

1. 适应证

髋关节周围一个或多个肌腱的有症状的末端病。

2. 目的

引起局部充血和肌腱出血，从而促进介入操作后血小板释放而诱发恢复现象。

3. 材料

◆ 1 个注射器（5～10 mL）；

◆ 20 G 的脊柱针；

◆ 利多卡因（5～10 mL）；

◆ 长效类固醇（1 mL，40 mg / mL）；

◆ 胶布。

三、介入操作流程

第一步 >>>

根据要治疗的肌腱，患者采取相应的姿势（图 2-1-8A，图 2-1-9A，图 2-1-10A），进行超声扫描以识别附着部分并评估最合适的经皮入路。无论选择哪种方法，都是将针尖置于肌腱受影响区域。

腘绳肌肌腱病：患者俯卧位，并通过超声矢状位扫描显示肌腱附着处。根据患者的体质，在探头上分别施加压力。然后以面内从尾到头的方式插入针头（图2-1-8）。

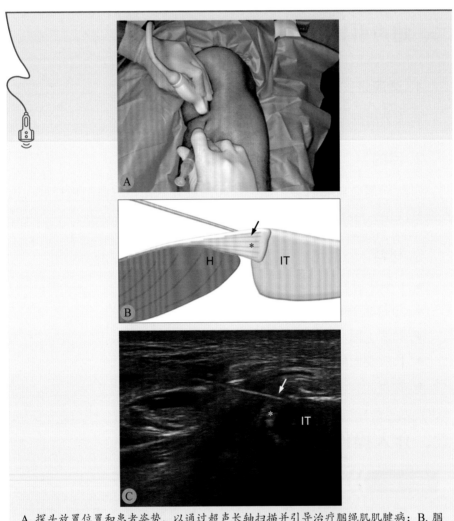

A.探头放置位置和患者姿势，以通过超声长轴扫描并引导治疗腘绳肌肌腱病；B.腘绳肌的解剖结构示意图，H：腘绳肌，星号：肌腱，IT：坐骨结节，长箭头：针尖；C.腘绳肌肌腱的声像图。

图2-1-8 超声长轴扫描并引导治疗腘绳肌肌腱病

股直肌肌腱末端病：患者仰卧，下肢处于中立位，通过短轴和长轴扫描评估近端肌腱附着处，并采用平面内侧至外侧或从尾到头的入路方式插入针头（图 2-1-9）。

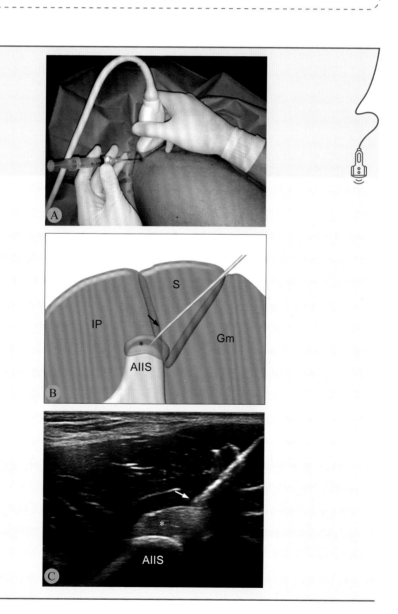

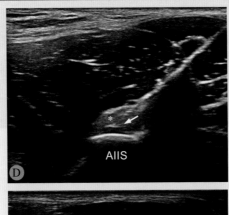

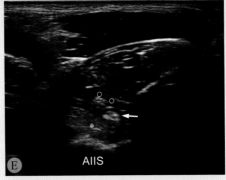

A. 探头放置位置和患者姿势，以通过超声短轴扫描并引导治疗股直肌肌腱病；B. 股直肌肌腱的解剖结构示意图，IP：髂腰肌，S：缝匠肌，Gm：臀大肌，星号：肌腱，AIIS：髂前下棘，箭头：针尖；C. 股直肌肌腱的声像图；D. 超声引导在股直肌周围注射麻醉药（圆圈）；E. 超声引导干针的介入操作。

图 2-1-9 超声短轴扫描并引导治疗股直肌肌腱病

　　股骨大转子后方肌腱末端病：患者侧卧，健侧在下，通过在转子上方进行短轴扫描，避免施加过大的压力来检测是否和大转子滑囊炎相关，以确定受影响的肌腱。然后以从后到前、从内侧到外侧的平面内方式插入针头（图 2-1-10）。

　　内收肌肌腱病：患者仰卧，下肢轻度外旋转，通过长轴扫描评估近端肌腱，并使用平面内由尾到头的入路方式插入针头。

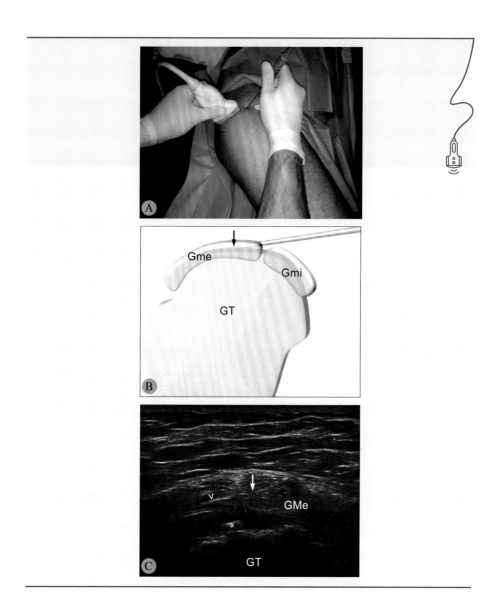

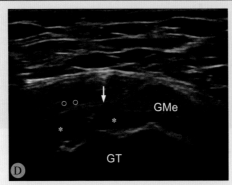

A. 探头放置位置和患者姿势，以通过超声短轴扫描并引导治疗臀肌肌腱病；B. 臀肌肌腱的解剖结构示意图，Gmi：臀小肌腱，Gme：臀中肌腱，GT：大转子，星号：肌腱内钙化，长箭头：麻醉药的扩散及针尖；C. 臀肌肌腱的声像图；D. 结束介入操作，钙化消失，显示环绕的类固醇层（圆圈）。

图 2-1-10　超声短轴扫描并引导治疗臀肌肌腱病

第二步 》》

在该区域周围注入少量麻醉药进行治疗，在等待数分钟而没有回缩针头之后，在肌腱的患处进行 15 ~ 20 次重复穿刺。当附着点受到影响时，骨膜也会被刺中。

第三步 》》

将 0.5 ~ 1 mL 的类固醇注射到肌腱软组织的表层，应注意避免直接向肌腱内注射。当外周存在滑囊时，应优先注射类固醇。

介入操作结束后，将针拔出，并在皮肤穿刺部位贴上胶布。

术后护理 》》

治疗结束后，观察患者约 10 分钟，治疗部位休息，建议进行相关的物理治疗。患者可能会出现疼痛，可以冰敷治疗部位和口服非甾体抗炎药。

（Giulio Ferrero, Emanuele Fabbro, Angelo Corazza ）

第四节
髋关节周围积液的介入治疗

一、基础

虽然髋关节是负重关节，但髋关节并不太容易发生关节腔积液，而髋关节周围积液相对多见。当发生这种情况时，可以使用前面介绍的进行关节内抽吸治疗。

在全髋关节置换术患者中，髋关节周围积液可能累及关节周围的软组织和肌肉，直至皮下组织和皮肤。皮下组织的积液可通过小的窦道或瘘管排出，这些积液可能是感染、出血或炎症反应引起，可能包含脓液、血液或血清。在某些情况下，这些积液非常致密（如在长期血肿的情况下）或形成固体，成为关节周围肿块（又称假瘤）。它们主要是由置入物引起的肉芽肿。

髋部直接受伤的患者可能会出现皮下血清、血肿或积液，这在摩托车上摔伤臀部尤其常见，被命名为 Morel-Lavallée 损伤，该剪切伤意味着皮下脂肪从下面的肌肉筋膜脱离。

1. 临床表现

髋关节疾病的临床表现明显不同。在全髋关节置换术患者中，髋关节可能无症状或有不同程度的不适。通常，在髋关节的前侧或外侧可以观察或触及肿胀。如果有感染，皮肤和介入操作瘢痕可能会发红，且皮肤温度升高。实验室检查显示白细胞计数和炎症指数增加。

在遭受直接创伤的患者中，通常会出现疼痛，并伴有髋关节外侧肿胀，尤其是在大转子上方。上面的皮肤通常是正常的。

2. 超声诊断

髋关节周围少量积液可能会被忽略，超声有助于确认髋关节周围积液的诊断。

在全髋关节置换术患者中，超声可在髋关节的前侧或外侧显示存在低或无回声区。通常，腹部凸阵探头可能有助于评估存在于关节间隙的更深层积液。

在有 Morel-Lavallée 损伤的患者中，超声通常显示出无回声的皮下积液延伸到髋关节的外侧。有时，在积液中可以检测到一些高回声的小叶状物体，即皮下脂肪小叶。

在这两种情况下，使用扩展视野可以帮助观察整个髋关节周围积液。

3. 治疗方案

对于全髋关节置换术患者，需要抽出大量的液体以进行微生物分析。对于具有块状病变的患者，通常无法进行抽吸，应使用 Tru-Cut 针进行活检。

对 Morel-Lavallée 损伤的患者，通常采用加压绷带保守治疗，直至痊愈。但是，较多的积液可能不会自发分解，需要超声引导抽吸治疗。

二、超声引导的介入操作

1. 适应证和目的

髋关节周围积液的介入治疗适用于假体周围或皮下积液的诊断、治疗性抽吸和引流。

2. 材料

◆ 1 个注射器（20 ~ 50 mL）；

◆ 14 G、16 G 及 18 G 的穿刺针；

◆ 活检手柄；

◆ 绷带；

◆ 胶布。

三、介入操作流程

第一步 ▶▶▶

　　根据抽吸的部位，患者采取不同的姿势。通常患者采取侧卧位，对侧髋关节在下，以便完全进入患关节的前侧和外侧。超声进行全面扫描，以识别需要抽吸的区域并计划最佳的进针路径。

第二步 ▶▶▶

　　连接到注射器的大针头以平面内进针方式插入，直到针尖进入积液。值得注意的是，通常需要较大的针头，因为较小的针头容易被血块或脂肪小叶阻塞。有时，血肿可能非常稠密，引流可能具有挑战性。在这种情况下，操作者可以注入5000 ~ 10000 U 的稀释肝素以帮助血凝块溶解，较粗的屏蔽套管和手动压迫积液可能会有帮助。活检手柄也可用于获得更有效的真空效果，应尽可能地清空积液，如果是实性肿块，可以将 Tru-Cut 针插入病变处并收集多个组织标本。

第三步 ▶▶▶

　　如果是髋关节周围的积液，则不需要采取进一步措施，如图 2-1-11 所示。如果出现 Morel-Lavallée 损伤，应使用加压绷带以促进引流腔的塌陷（图 2-1-12）。无论如何都要施加局部压力，操作结束后在穿刺部位贴上胶布。

术后护理 〉〉〉

> 　　治疗结束后对患者观察约10分钟后，无不适应症状，方可离开医院。

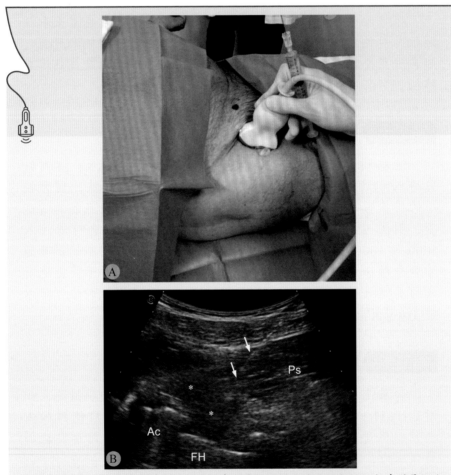

A.探头放置位置和患者姿势，以通过超声引导抽吸假体周围积液；B.超声引导假体周围积液的抽吸治疗声像图，Ps：髂腰肌，Ac：髋臼，FH：股骨假体，星号：积液，长箭头：针道。

图2-1-11　超声引导治疗假体周围积液

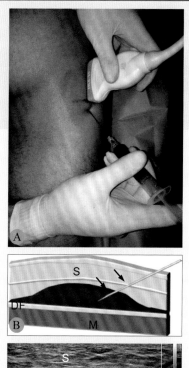
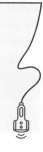
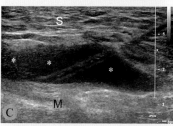
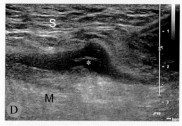

A. 探头放置位置和患者姿势，对 Morel-Lavallée 损伤患者进行髋关节周围积液抽吸治疗；B. 臀部外侧的解剖结构示意图，S: 皮下脂肪，DF: 深筋膜，M: 肌肉，星号：血肿，长箭头: 套管；C. Morel-Lavallée 损伤患者的抽吸治疗声像图；D. 介入操作结束，血肿几乎完全排空。

图 2-1-12　超声引导治疗 Morel-Lavallée 损伤

（Luca Maria Sconfienza, Alice Arcidiacono）

第五节 ○
髋关节周围滑囊炎和囊肿的介入治疗

一、基础

滑囊是位于肌腱与肌腱之间或肌腱与骨骼关键区域的解剖结构，并在运动过程中充当此类结构之间的摩擦衰减器。髋关节周围滑囊主要为髂腰肌滑囊（位于髂腰肌远端肌腱交界处与髋关节前部之间）、外侧间隔滑囊（位于臀肌、阔筋膜张肌与大转子皮质骨之间）、后部坐骨结节滑囊（位于坐骨结节与臀大肌深层表面之间）。

1. 髂腰肌滑囊

髂腰肌滑囊是人体最大的滑囊，位于髂腰肌肌腱的后侧与髋关节前部关节囊之间、股血管的内侧和髂腰肌外侧之间。该滑囊在髋关节运动时在这些结构之间平行滑动。在多于15%的情况下，其可能与关节间隙直接连通；在正常情况下，由于其仅含有少量液体，无法被超声检查到。

髂腰肌滑囊炎通常伴随炎症或退变性髋部疾病，代表一种孤立的主要疾病状况或与运动有关的过度使用综合征。另外，偶发性髋关节滑囊炎有时会被发现。髂腰肌滑囊也可能变得非常大，有时会通过腹股沟管向腹部延伸，类似于盆腔病变。

2. 大转子周围滑囊

大转子周围有许多滑囊，以确保臀肌、阔筋膜张肌结构与大转子之间的滑动。其中，最重要的是大转子滑囊、臀中肌滑囊和臀小肌滑囊。

大转子滑囊最容易观察到，位于大转子和臀中肌的外侧。

臀中肌滑囊位于大转子外侧面的前上部与臀中肌之间。

臀小肌滑囊位于大转子前内侧臀小肌附着处。

3. 臀部坐骨滑囊

臀部坐骨滑囊是一种多变的外膜滑囊，位于坐骨结节和臀大肌深层表面之间的软组织中，通常不可见，且可能随着腘绳肌肌腱的退行性病变而扩张。

4. 盂唇旁囊肿

盂唇旁囊肿类似于肩部疾病，髋臼周围环绕着三角形的纤维状软骨唇。与肩部不同的是，由于髋关节脱位非常少见，因此该盂唇很少受到损伤。但是，退行性关节疾病和股骨髋臼撞击可能经常导致盂唇碎裂或撕裂，尤其是在前外侧，还可能会出现盂唇旁囊肿，类似于膝关节中的半月板旁囊肿。这些囊肿可能会显著增大至类似占位性肿块，偶尔会通过腹股沟管穿透腹腔。

5. 临床表现

当存在滑囊肿胀和炎症时，超声探头加压会加重症状，且症状会随某些主动和被动运动变化。

髂腰肌滑囊炎大范围扩大可导致腹部右下象限出现症状，类似阑尾炎或骨盆疾病。大的盂唇旁囊肿可能会出现相同的症状。

股骨大转子滑囊炎患者在夜间睡眠时常会出现疼痛。

当存在臀部坐骨滑囊炎时，患者疼痛通常越过臀中部，向腘绳肌远端放射。长时间坐在坚硬的表面上，反复运动会通过腘绳肌肌腱向臀部坐骨滑囊施加压力，严重的体重减轻（如恶病质）是导致反复微创伤和滑囊炎的主要原因。

由于坐骨神经、股后皮神经与该滑囊紧密接触，因此这种结构的炎症可能产生类似神经根疾病的症状。

在所有的病例中，如果出现发烧，则必须考虑败血症性滑囊炎。

6. 超声诊断

超声可以很容易地检测到髋关节周围的滑囊，显示滑动的解剖结构之间有明确的无回声积液。在探头上施加压力有助于了解滑囊液体的扩张程度，并有助于其他病理状况如盂唇旁囊肿，因其含有黏液而不可压缩。滑囊壁在慢性病例中可能增厚，或者在风湿病患者中可能由于滑膜肥大而出现内部回声。

髂腰肌滑囊炎是股血管内侧和髂腰肌外侧之间的卵圆形、轮廓分明的低回声积液。盂唇旁囊肿通常具有相似的外观。

股骨大转子滑囊炎表现为一个清晰的、月牙形的低回声积液，位于臀中肌后侧附着处和大转子的外侧。

坐骨结节滑囊炎是一种较不常见的疾病，在超声可被描述为一种表浅的、低回声的积液，边缘呈小叶状（由于这种结构的外膜起源）和后壁位于坐骨结节之间，在臀部屈曲时，肌腱插入腘绳肌和皮肤之间。

7. 治疗方案

保守治疗包括休息、减重、物理治疗、冰敷、口服抗感染药和止痛药。在有症状、较大滑囊或囊肿扩张的情况下，有必要进行超声引导的抽吸和后续的注射类固醇治疗。

该区域的感染并不常见，但在化脓性关节炎患者中可能存在感染，特别是在髋关节假体术后。在这些情况下，开始抗生素治疗之前，需要超声引导滑囊抽吸治疗和微生物检查。

二、超声引导的介入操作

1. 适应证

诊断性抽吸或治疗性疼痛缓解适用于滑囊内或囊肿内注射类固醇。如果怀疑或已知滑囊感染、严重的蜂窝组织炎或感染，则禁忌注射皮质类固醇。

2. 目的

抽吸液体并在滑囊或囊肿内注入抗感染药。

3. 材料

◆ 1个注射器（20 mL）；

◆ 16～18 G 的穿刺针；

◆ 长效类固醇（1 mL，40 mg / mL）；

◆ 胶布。

三、介入操作流程

第一步 》》》

　　根据滑囊种类，患者采取不同的姿势，然后进行超声扫描，以识别扩大的滑囊并评估其解剖结构。

　　髂腰肌滑囊炎或盂唇旁囊肿：患者仰卧，下肢略微旋转，滑囊或囊肿通过矢状位扫描，可以用平面内从尾到头入路将针插入滑囊或囊肿（图 2-1-13）。

　　大转子周围滑囊炎：患者侧卧，健侧在下，在大转子上进行短轴扫描，可显示滑囊，从而避免施加过大的压力，可以通过从后到前、从内侧到外侧的平面内入路方法插入针头。在臀中肌或臀小肌滑囊肿胀的情况下，需要从前向后插入针头，如图 2-1-14 所示。

　　坐骨臀部滑囊炎：患者俯卧，通过超声矢状位扫描显示滑囊结构，可以采用平面内从尾到头的方法插入针头。

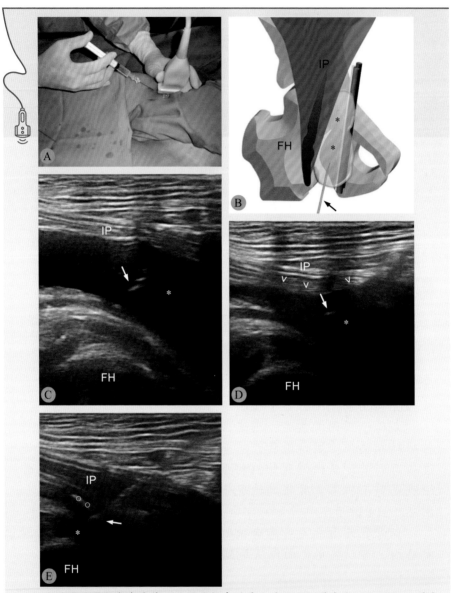

A. 探头放置位置和患者姿势，以通过超声引导治疗髂腰肌滑囊炎；B. 髂腰肌滑囊炎的解剖结构示意图，FH：股骨头，IP：髂腰肌，星号：滑囊，长箭头：针尖；C. 髂腰肌滑囊炎的声像图；D. 超声引导抽吸滑囊液时的声像图，三角箭头：滑囊表面呈弯曲状；E. 介入操作结束，滑囊液完全排干，并注入类固醇（圆圈）。

图 2-1-13　超声长轴扫描并引导治疗髂腰肌滑囊炎

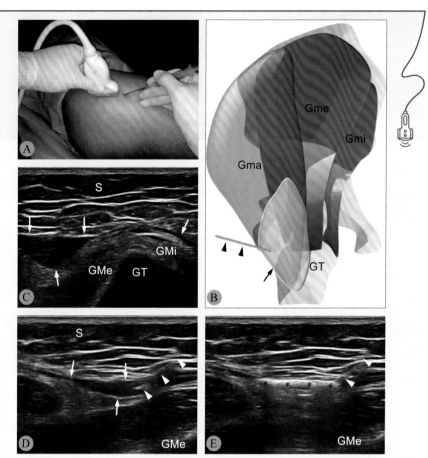

A. 探头放置位置和患者姿势，以通过超声引导治疗股骨大转子周围滑囊炎；B. 大转子周围滑囊炎的解剖结构示意图，Gma: 臀大肌，Gme: 臀中肌，Gmi: 臀小肌，GT: 大转子，长箭头: 滑囊，箭头: 针尖；C. 股骨大转子周围滑囊炎的超声短轴声像图，S: 皮下组织；D. 超声长轴扫描并引导抽吸股骨大转子周围滑囊炎；E. 介入操作结束，滑囊积液完全抽干，且已注入类固醇（星号）。

图 2-1-14　超声长轴扫描并引导治疗股骨大转子周围滑囊炎

第二步 》》

　　用平面内方法插入与注射器相连的针头，直到针尖进入滑囊或囊肿为止。内容物可能非常稠密，抽吸可能极具挑战性。在这种情况下，操作者可以在滑囊或囊肿中注入少量利多卡因（5 mL）以稀释内含物（使之更容易被吸出）。使用较大的屏蔽套管、在滑囊上手动加压可能会有帮助。活检手柄也可用于获得更有效的真空效果。

第三步 》》

　　当滑囊或囊肿完全抽干后，注射少量类固醇（1 mL），可减少炎症并帮助滑囊壁保持塌陷。然后拔出针头，施加局部压力，并在穿刺部位贴上胶布。

术后护理 》》

　　治疗结束后观察患者约 10 分钟。患者可能会出现疼痛，可以口服非甾体抗炎药。

（Davide Orlandi, Silvia Perugin Bernardi）

第二章

膝　部

第一节
膝部：目标明确的超声解剖和检查技术

膝关节可分为前部、内侧、外侧和后部 4 个部分。

一、前部

1. 解剖学

股四头肌肌腱由 4 个独立的腱膜形成，这些腱膜来自组成股四头肌的 4 块肌肉，即股直肌、股外侧肌、股中间肌和股内侧肌。4 个腱膜覆盖着薄薄的脂肪和结缔层，并汇入附着在髌骨近端上方的股四头肌肌腱中。在股四头肌肌腱下，可见髌上关节隐窝。该空间对于进行超声引导的关节内注射特别有用。

髌腱（或韧带）起源于髌骨的下极，向下走行在远端附着胫骨粗隆。

2. 扫描技术

患者躺在治疗床上，下肢伸展，膝关节弯曲 30°~ 45°，可以在腘窝下方放置枕头或圆柱形支撑物，以在检查过程中支撑膝关节。探头放在髌骨近端上方的纵向平面上，容易触诊并在近端滑动到髌腱。然后，将探头向远侧滑移，并通过纵向扫描评估髌腱，直至胫骨粗隆。应注意肌腱的附着部，其最深的部分可能会有各向异性伪像（图 2-2-1，图 2-2-2）。

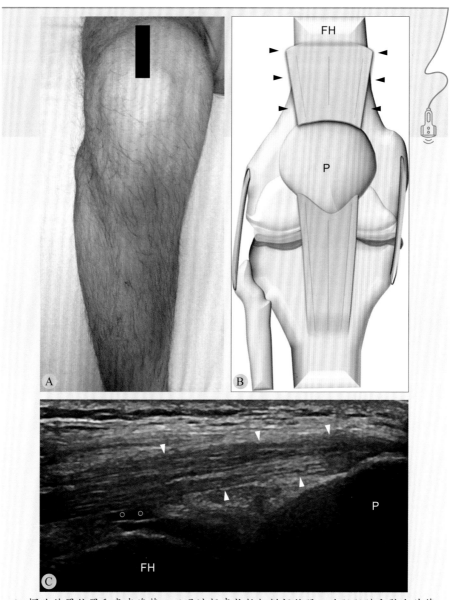

A. 探头放置位置和患者姿势，以通过超声长轴扫描评估股四头肌肌腱和髌上关节隐窝；B. 股四头肌肌腱和髌上关节隐窝正面的解剖结构示意图，FH：股骨头，P：髌骨，短箭头：股四头肌肌腱；C. 股四头肌肌腱和髌上关节隐窝的超声长轴声像图，圆圈：髌上关节隐窝。

图 2-2-1　检查膝关节前部以评估股四头肌肌腱和髌上关节隐窝

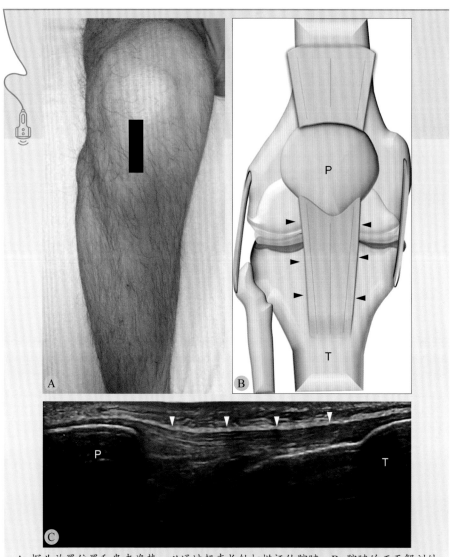

A. 探头放置位置和患者姿势，以通过超声长轴扫描评估髌腱；B. 髌腱的正面解剖结构示意图，T：胫骨，P：髌骨，短箭头：髌腱；C. 髌腱的超声长轴声像图。

图 2-2-2　检查膝关节前部以评估髌腱

二、内侧部

1. 解剖学

内侧副韧带是一扁平状韧带，其从股骨髁的内侧向胫骨的内侧斜行。在内侧副韧带的远端连接稍向前，可以看到鹅足的 3 个肌腱的附着，即缝匠肌肌腱、股薄肌肌腱和半腱肌肌腱，其肌腱被鹅足滑囊包绕，但如果不扩张则看不到肌腱。

2. 扫描技术

膝关节的位置与检查前部时所描述的位置相似。探头放置在冠状斜面上以检测内侧副韧带的双层结构。然后，将探头向远端和前侧移动，对鹅足腱进行纵向扫描。值得注意的是，如果鹅足滑囊未扩张，则肌腱几乎无法区分开（图 2-2-3）。

三、外侧部

1. 解剖学

外侧副韧带是在外侧膝关节上方延伸的条索状纤维结构，其近端附着在股骨外侧髁上，远端附着在腓骨头上。在更前面，可以看到髂胫束带，远端附着在 Gerdy 结节上。

腓总神经是坐骨神经的分支，出现在腘窝附近。腓总神经绕腓骨向远端走行，可能会受到卡压，并进一步细分为腓浅神经和腓深神经。

2. 扫描技术

膝关节屈曲 45°～60° 可以更好地检查外侧副韧带。探头应一侧边缘放在腓骨头上，定位在斜冠状面上。在大致相同方向，将探头向前移动评估髂胫束。腓总神经通过在腓骨头上进行轴向扫描，探头由近端到远端移动。从后到前，可以看到神经围绕腓骨头走行（图 2-2-4，图 2-2-5）。

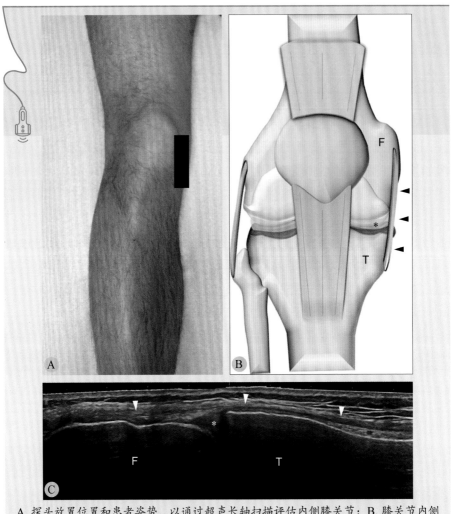

A. 探头放置位置和患者姿势，以通过超声长轴扫描评估内侧膝关节；B. 膝关节内侧的解剖结构示意图，T：胫骨，F：股骨，短箭头：内侧副韧带，星号：内侧半月板；C. 膝关节内侧的超声声像图。

图 2-2-3　膝关节内侧的评估

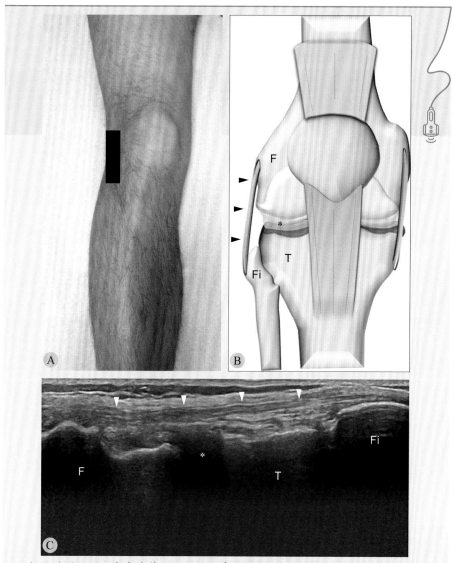

A.探头放置位置和患者姿势，以通过超声长轴扫描评估膝关节外侧部；B.膝关节外侧的解剖结构示意，T：胫骨，F：股骨，Fi：腓骨，短箭头：外侧副韧带，星号：外侧半月板；C.膝关节外侧的超声长轴声像图。

图 2-2-4　膝关节外侧的评估

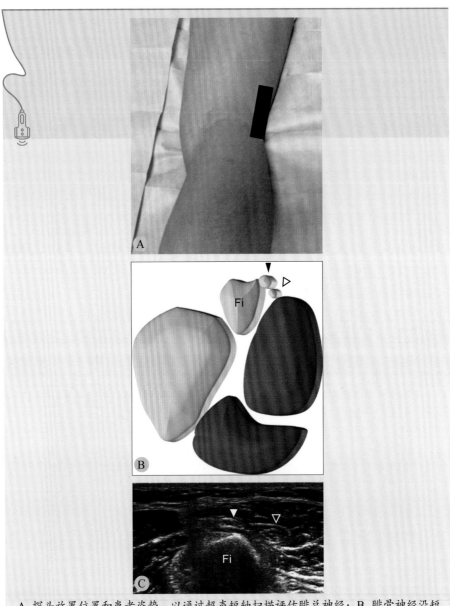

A.探头放置位置和患者姿势，以通过超声短轴扫描评估腓总神经；B.腓骨神经沿短轴方向的解剖结构示意图，Fi：腓骨，空心短箭头：腓深神经，实心短箭头：腓浅神经；C.腓神经的超声短轴声像图。

图 2-2-5 腓神经的评估

四、后部

1. 解剖学

膝关节的后部主要为肌肉结构。半膜肌是由坐骨结节发出的长肌，向远端附着在胫骨后髁上方。在半膜肌和腓肠肌内侧头之间，可以看到典型的呈 C 形的半膜肌滑囊。在超过 50% 的个体中，该滑囊与关节腔连通。

2. 扫描技术

患者应俯卧在检查床上，膝关节完全伸展。将探头放在腘窝的内侧，可以看到腓肠肌内侧头 – 半膜肌肌腱之间的区域。如果不扩张，滑囊就不会被直接观察到。相反，病理性滑囊通常充满无回声滑膜液。当滑膜增生时，也可看到扩张的滑囊具有等或高回声的表现（图 2-2-6）。

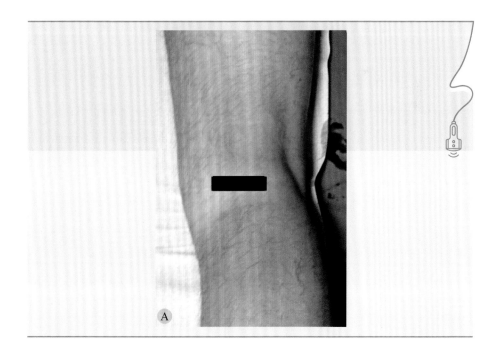

A

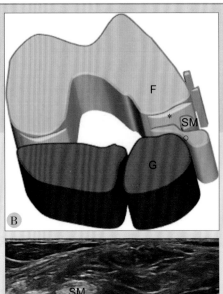

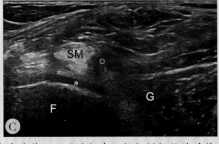

A.探头放置位置和患者姿势，以通过超声短轴扫描评估膝关节后内侧；B.膝关节后内侧沿短轴方向的解剖结构示意图，F：股骨，星号：股骨软骨，SM：半膜肌，G：腓肠肌，圆圈：腓肠肌内侧头－半膜肌滑囊；C.膝关节后内侧的超声短轴声像图。

图 2-2-6　膝关节后内侧的评估

（Riccardo Sartoris, Angelo Corazza）

第二节
膝关节内注射的介入治疗

一、基础

膝关节内注射可以治疗多种疾病。抗感染药如类固醇，用于难治性晚期膝关节炎患者；其他治疗或关节润滑补充剂（如透明质酸）可用于治疗轻度至中度骨关节炎；麻醉药可与类固醇一起注射，但通常不用于诊断。

1. 膝关节炎

膝关节炎是一种非常普遍的疾病，近 60 多年来影响着 13% 的女性和 10% 的男性。原发性膝关节炎是一种退行性关节疾病，常与衰老和该负重关节负荷增加有关，常有两种疾病并存的情况。未经治疗的下肢畸形或曾经骨折的患者，其生物力学改变通常会导致关节损伤。

2. 临床表现

膝关节炎的主要症状通常是持续的关节痛。关节僵硬可能导致膝关节疼痛、肿胀或触痛及无法进行正常活动。有时会感觉到骨与骨之间的摩擦，甚至听到骨擦音。

3. 超声诊断

膝关节炎的诊断需要 X 线检查。但超声可以证明存在关节积液、胫骨和股骨外缘上的骨赘，以及凸出的非均匀的半月板。有时需要磁共振成像来检查相关异常。

4. 治疗方案

保守治疗包括减重、物理治疗、口服抗感染药和止痛药、关节内注射（透明质酸和类固醇）等。在后续阶段，可以置入单室假体或行全膝关节置换术。

二、超声引导的介入操作

1. 适应证

原发性或继发性骨关节炎疼痛，不适合全髋关节置换术患者的保守治疗：透明质酸或类固醇注射。

炎性关节炎适用于类固醇注射。

关节内注射通常在怀疑或已知关节感染、上皮蜂窝组织炎或对药物过敏的患者中禁用。

此操作还可用于将造影剂注入膝关节内，以进行膝关节造影。

2. 目的

在关节腔内注入抗感染或润滑药。

3. 材料

◆ 1 个注射器（2 ~ 5 mL）；

◆ 20 G 脊柱针；

◆ 长效类固醇（1 mL，40 mg / mL）或透明质酸（2 ~ 6 mL）；

◆ 胶布。

三、介入操作流程

据报道，使用浅表性骨标志进行膝关节内注射相对容易。由于没有任何潜在的危险结构，因此，该操作安全、易行。据报道，多达40%的盲法注射未能达到目标。因此，超声引导绝对可以提高注射精准度。与其他关节（如肩关节、膝关节）相比，因髋关节的位置较深，且股神经血管束相对临近，所以，髋关节的关节内注射通常更为复杂。

通常在此过程中使用横向（平面内）方法，可以在整个软组织中连续观察针的路径，如图 2-2-7 所示。

第一步 ▶▶▶

患者仰卧，膝盖屈曲 30° ～ 45°。将探头定位在股四头肌肌腱远端附着处，轴位扫描，然后稍微向外侧面滑动，以使腱内侧和外侧关节凹入处侧面可视化。在凹入处可以看到数量不等的液体和滑膜肥大。这有助于使凹入处扩张，并成为可靠的可视化目标。

第二步 ▶▶▶

将关节凹入处放在超声屏幕中间，从探头的侧面插入 20 G 的针头。无论膝关节大小如何，通常都应将针大致平行于探头插入。使用这种方法，可以实时显示针的整个路径，并且可以对进针方向进行轻微的调整。如果出现大量关节积液，应在注射药物之前将其吸出，以提高介入操作效率，然后再注射药物。

第三步 ▶▶▶

注射结束时，可以拔出针头，并在穿刺部位贴上胶布。

术后护理 ▶▶▶

介入操作后通常观察患者约 10 分钟。患者可能会出现疼痛，可以短期口服非甾体抗炎药。

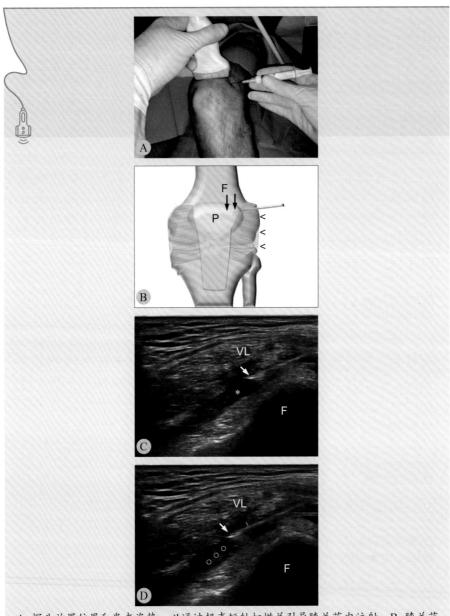

A. 探头放置位置和患者姿势，以通过超声短轴扫描并引导膝关节内注射；B. 膝关节的解剖结构示意图，P：髌骨，F：股骨，短箭头：外侧关节囊，长箭头：针；C. 超声引导膝关节内注射的声像图，星号：髌上关节凹，VL：股外侧肌；D. 超声显示关节内注射类固醇（圆圈）。

图 2-2-7　超声短轴扫描并引导膝关节内注射

（Giovanni Serafini, Francesca Lacelli）

第三节
膝关节周围滑囊炎和囊肿的介入治疗

一、基础

滑囊是位于肌腱与其他肌腱或骨骼紧密相关的关键区域的解剖结构，并在运动过程中充当这些组织之间的摩擦衰减器。在膝关节中，可以观察到几个滑囊，但其中 3 个是疾病状况最常见的滑囊，即腓肠肌内侧头 – 半膜肌滑囊、鹅足滑囊和髌前滑囊。

囊肿可能出现在膝关节周围的不同部位，最常见的是半月板囊肿。

1. 腓肠肌内侧头 – 半膜肌滑囊

腓肠肌滑囊是一种 C 形滑囊，旨在减少腓肠肌内侧头与附着胫骨之前的半膜肌腱之间的摩擦。这种滑囊的主要病变相对少见。但是，滑囊炎通常与退行性膝关节疾病有关，特别是与内侧半月板后角的撕裂有关，可能导致直接的关节连通。该滑囊可能会变得异常肿大，呈囊性外观，但不包含软骨（如软骨碎片）和滑膜增生。在骨关节炎患者中，滑囊的囊性外观也称为 Baker 囊肿。

2. 半月板囊肿

半月板撕裂非常常见，在年轻运动员中通常是创伤的主要原因，而在年轻的运动员中，半月板通常会退变。这些撕裂可能会引起半月板囊肿或骨内腱鞘囊肿，尤其是位于半月板前角上的撕裂。它们可能很小，只能在常规磁共振检查期间偶然发现，但也可能达到较大体积。当位于侧面时，这些囊肿也可能侵占腓浅神经的关节内分支神经束。

3.鹅足滑囊

鹅足滑囊具有减少该区域的 3 个肌腱之间的摩擦功能，即半腱肌肌腱、股薄肌肌腱和缝匠肌肌腱。此滑囊的炎症在运动员中相对普遍，过度使用可能会引起疼痛和膝关节内侧肿胀。由于内侧膝关节疼痛常被认为内侧半月板撕裂，可能会忽略鹅足滑囊炎的存在。

4.髌前滑囊炎

这种疾病主要是由膝关节前部在坚硬表面（如地板）上连续且直接摩擦引起的，也被称为"女佣膝"。而且，在直接创伤后发现老年患者有髌前滑囊炎的情况并不罕见。

5.临床表现

当滑囊结构存在肿胀和炎症时，其症状会随探头压力的加重而变化，并且会随某些主动和被动运动改变。

腓肠肌内侧头 – 半膜肌滑囊有较大的扩张性，可能在膝关节的后内侧上方有一个大的、坚硬的、有弹性的肿块。值得注意的是，腓肠肌内侧头 – 半膜肌滑囊炎可能会随时间而在大小上发生变化，但患者主诉以前检查时没有发现大的肿块。

与半月板撕裂有关的半月板囊肿，治疗应针对半月板撕裂。但是，当半月板囊肿变大时，由于空间侵占和周围结构受压而引起疼痛。当半月板囊肿累及腓浅神经的关节内分支时，会常常出现神经病变症状。

由于疼痛可能会类似于半月板撕裂或髌骨软骨退变，因此，在临床上很难检查出鹅足滑囊炎。但是，在鹅足腱附着处直接施加压力有助于指导诊断方向。

髌前滑囊炎通常在髌骨的浅表部表现为疼痛。当滑囊在炎症变大时，也可能出现肿块。

6. 超声诊断

超声可以很容易检查出滑囊肿胀和膝关节周围囊肿。滑囊炎和囊肿通常表现为明确的无回声液体。滑囊炎和囊肿有时可能含有代表滑膜增生的实体组织。施加在探头上的压力决定了滑囊的挤压程度，有助于区分滑囊炎与其他病理状况，如半月板囊肿。

腓肠肌内侧头 – 半膜肌滑囊炎通常表现为内侧腓肠肌和半膜肌腱之间呈 C 形、轮廓分明的低回声积液。

半月板囊肿通常显示为股骨 – 胫骨缘周围的多腔、低回声肿块。虽然半月板囊肿起源于半月板，但连接蒂可能不可见。

鹅足滑囊炎在程度较轻、滑囊很小时，通常超声检查时很难看到。当滑囊较大时，其表现为在 3 个肌腱上的薄回声层。

髌前滑囊炎通常表现为髌骨前部的低回声。滑囊壁很薄且不可见。由于创伤性滑囊炎可能包含一定量的血液，因此，一般可在该滑囊内部检测出高回声血块。

7. 治疗方案

保守治疗包括休息、减重、物理治疗、冰敷、口服抗感染药和止痛药。在有症状、滑囊肿大或囊肿扩张的情况下，有必要进行超声引导的抽吸和类固醇注射治疗。膝关节周围的感染不常见，但髌前滑囊炎可能会导致表面感染。在这种情况下，在开始抗生素治疗之前，需要进行超声引导滑囊抽吸和微生物检查。

二、超声引导的介入操作

1. 适应证

诊断性抽吸或治疗可缓解疼痛，滑囊内或囊肿内注射类固醇。如果怀疑或已知滑囊感染、存在过度的蜂窝组织炎或感染及对皮质类固醇有过敏反应，则为禁忌证。

2. 目的

抽吸液体并在滑囊和囊肿内注入抗感染药。

3. 材料

◆ 1个注射器（5～20 mL）；

◆ 16～18 G的穿刺针；

◆ 长效类固醇（1 mL，40 mg / mL）；

◆ 胶布。

三、介入操作流程

第一步 》》

　　根据滑囊或囊肿的种类，患者采取不同的姿势，然后进行超声扫描，以识别其结构并进行评估。

　　腓肠肌内侧头－半膜肌滑囊炎：患者俯卧，下肢伸展，通过超声轴位或矢状位对膝后部内侧进行扫描可充分显示滑囊，可以从外侧向内侧（轴位扫描）或头尾（矢状位扫描）方向插入针头。注意，当使用外侧向内侧方法时，应格外小心，以避开膝后神经血管束（图2-2-8）。

　　半月板囊肿：根据囊肿的位置，嘱患者采取合适的体位。通常，沿囊肿的长轴插入针头（图2-2-9）。当囊肿累及腓浅神经时，应格外小心，以避免累及神经束（图2-2-10）。

　　鹅足滑囊炎：患者可以侧卧或俯卧，膝盖伸直，通过纵向或矢状位扫描显示滑囊，并且通过最合适的入路插入针头。

　　髌前滑囊炎：患者仰卧，通过轴位扫描髌骨前部，显示滑囊。通常从外向内插入针。

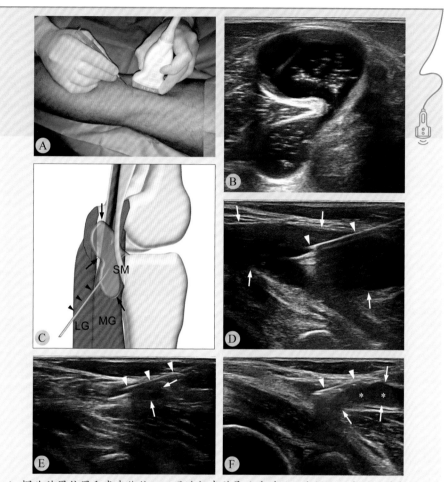

A. 探头放置位置和患者体位，以通过超声引导治疗腓肠肌内侧头 - 半膜肌滑囊炎；
B. 腓肠肌内侧头 - 半膜肌滑囊炎的声像图；C. 腓肠肌滑囊的解剖结构示意图，
LG：腓肠肌外侧头，MG：腓肠肌内侧头，SM：半膜肌腱，短箭头：穿刺针，长箭
头：巨大的腓肠肌内侧头 - 半膜肌滑囊；D. 腓肠肌内侧头 - 半膜肌滑囊炎的超声长
轴声像图；E. 介入操作结束，滑囊完全抽吸干净；F. 超声引导注射类固醇（星号）。

图 2-2-8　超声长轴扫描并引导治疗腓肠肌内侧头 - 半膜肌滑囊炎

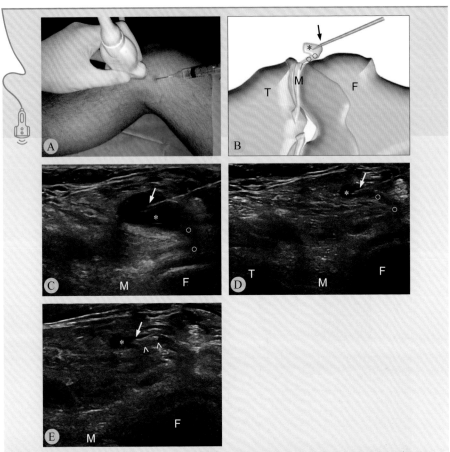

A.探头放置位置和患者姿势，以通过超声引导抽吸半月板囊肿；B.半月板的解剖结构示意图，T：胫骨，M：半月板，F：股骨，星号：囊肿，圆圈：囊肿蒂，长箭头：针尖；C.半月板囊肿抽吸术的超声长轴声像图；D.介入操作结束，囊肿完全抽吸干净；E.超声引导注射类固醇（短箭头）。

图 2-2-9 **超声长轴扫描并引导治疗半月板囊肿**

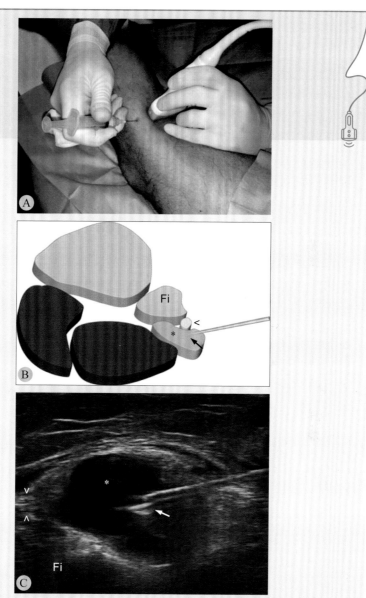

A. 探头放置位置和患者姿势，以通过超声引导抽吸神经内囊肿；B. 腘神经内囊肿的解剖结构示意图，Fi：腓骨，三角箭头：神经束，长箭头：针尖，星号：囊肿；C. 神经内囊肿抽吸治疗的超声长轴声像图。

图 2-2-10　超声短轴扫描并引导抽吸腘神经浅表分支的神经内囊肿

第二步 >>>

使用平面内方法插入与注射器相连的针头，直到针尖进入滑囊或囊肿为止。内容物可能非常稠密，抽吸可能极具挑战性。在这些情况下，操作者可以在滑囊或囊肿中注入少量的利多卡因（5 mL）以稀释内容物，使之更容易吸出。使用较大的针筒套管、在滑囊上手动加压可能会有帮助。活检手柄可用于获得更有效的真空效果。

第三步 >>>

当滑囊或囊肿完全抽吸干净后，注射少量类固醇（1 mL），可见混浊的高回声外观。这样既可以减轻炎症，又可以帮助滑囊壁保持塌陷。然后取下针头，进行局部加压，并在穿刺部位贴上胶布。

术后护理 >>>

治疗后可观察患者约10分钟。患者可能会出现疼痛，可以口服非甾体抗炎药。

（Angelo Corazza, Riccardo Sartoris）

第四节

髌腱疾病的介入治疗

一、基础

除髌腱外，膝关节周围肌腱的退行性变并不常见，因为在伸展过程中施加的大部分力都通过该结构传递。通常，退行性变局限在髌骨下极的腱近端附着处，这种疾病也被称为"跳跃膝"。然而，退行性变也可能发生在腱中间。膝关节周围肌腱的远侧附着处不常发生退行性变，通常在年轻受试者中容易出现超负荷并发展为胫骨前骨突。有时，在股四头肌肌腱的远端附着处也会发生超负荷。

1. 临床表现

最常见的症状是髌骨远端、肌腱近端的疼痛，由于执行主动动作（如跳跃或奔跑）而加剧，通常不出现肿胀。

2. 超声诊断

超声对于肌腱病和髌骨软骨病的鉴别诊断非常重要。超声显示肌腱增厚、低回声，并失去正常的纤维回声纹理。当疾病活跃时，能量多普勒超声可能显示出大量的血管，代表血管成纤维细胞增生。钙化和边缘骨刺也可能存在，髌腱没有滑膜腱鞘，但可以在肌腱周围检测到低回声的光晕，表示肌腱周围炎症，也可能存在髌骨滑囊炎。

3. 治疗方案

保守治疗包括休息、运动锻炼、物理治疗、冰敷、口服抗感染药和止痛药。在无效的情况下，可以考虑经皮超声引导介入操作或外科肌腱清创术。

二、超声引导的介入操作

1. 适应证

髌腱疾病的介入治疗适用于有症状的髌腱疾病。

2. 目的

引起局部充血和肌腱出血，从而促进术后血小板诱发的恢复现象。

3. 材料

◆ 1 个注射器（5 ~ 10 mL）；

◆ 20 G 的穿刺针；

◆ 利多卡因（5 ~ 10 mL）；

◆ 长效类固醇（1 mL，40 mg / mL）；

◆ 胶布。

三、介入操作流程

第一步 》》》

患者俯卧在检查床上，膝盖略微弯曲，通过超声扫描以识别肌腱的近端插入点，可以通过头尾或外侧向内侧方法插入针头（图 2-2-11）。

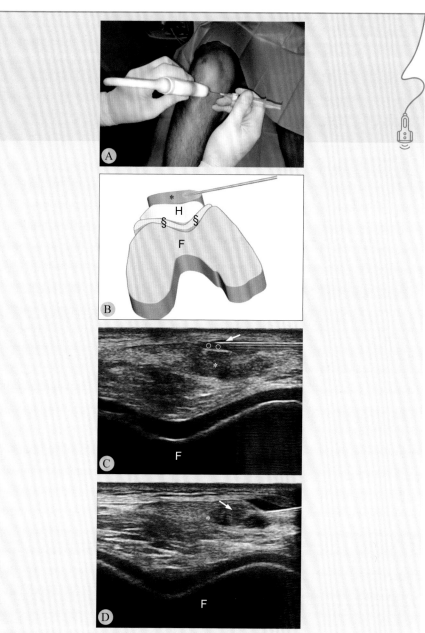

A. 探头放置位置和患者体位，以通过超声短轴扫描并引导治疗髌腱；B. 髌腱的解剖结构示意图，F: 股骨，§: 软骨，H: Hoffa 脂肪垫，星号：髌腱，长箭头：针尖；C. 超声引导治疗髌腱疾病，圆圈：髌腱周围的麻醉药；D. 超声引导髌腱疾病的干针介入操作。

图 2-2-11 超声短轴扫描并引导治疗髌腱疾病

第二步 ≫

肌腱附着处周围注入少量麻醉药。在等待几分钟后，不要退出针头，然后在肌腱的患处进行 15 ~ 20 次反复穿刺（干针刺）。骨膜也应该被刺中，富血小板血浆也可用于替代干针法治疗，在低回声区域中将其注射到肌腱纤维内。

第三步 ≫

将 0.5 ~ 1 mL 的类固醇注射到肌腱软组织的表面，以覆盖肌腱的附着处，应注意避免直接向肌腱内注射。

在该过程结束时，将针退出，并在皮肤穿刺部位贴上胶布。

术后护理 ≫

治疗结束后，观察患者约 10 分钟，建议患者休息。患者可能会发生疼痛，可以冰敷治疗部位和口服非甾体抗炎药。

（Davide Orlandi, Francesca Lacelli, Giovanni Serafini）

第三章

踝 部

第一节
踝部：目标明确的超声解剖和检查技术

标准的超声程序包括评估踝关节的4个部分：外侧、内侧、后部和前部。

一、外侧部

患者仰卧在检查床上，膝关节弯曲大约90°，脚稍微向内旋转。

踝关节的外侧主要为腓骨肌及其肌腱。腓骨肌及其肌腱应在短轴扫描中评估，必须从近踝处开始轴向扫描。此时，可以看到腓骨肌及其远端的肌腱结合处。然后，必须沿着围绕外侧踝尖的弯曲线向远侧移动探头。腓骨短肌肌腱具有典型的新月形外观，位于腓骨长肌肌腱的深处，呈典型的椭圆形。长轴扫描在评估腓骨肌肌腱方面不适用，除非评估其远端骨附着处（图2-3-1）。

二、内侧部

患者仰卧在检查床上，膝关节弯曲大约90°，脚稍微向外旋转。

踝管（从内侧至外侧）包含胫骨后肌肌腱、指长屈肌肌腱、胫神经血管束和踇长屈肌肌腱。

踝管可在轴向扫描中评估，将探头的一个边缘放在内踝尖端，另一边缘放在跟腱上。胫骨后肌肌腱必须在整个过程中进行轴向扫描，直到观察到其主要附着在舟骨上为止。由于该附着处复杂可能会导致各向异性伪像，因此必须使用纵向扫描以仔细评估，通常普遍发现副舟骨，必须使用与胫骨后肌肌腱相同的方法扫描趾长屈肌肌和踇长屈肌肌腱。

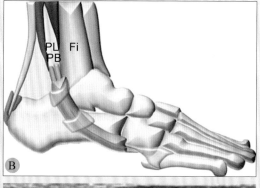

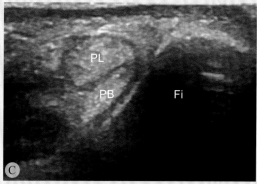

A. 探头放置位置和患者姿势，以通过超声短轴扫描评估腓骨腱；B. 腓骨肌肌腱沿短轴方向的解剖结构示意图，Fi：腓骨，PL：腓骨长肌，PB：腓骨短肌；C. 腓骨肌及其肌腱的超声短轴声像图。

图 2-3-1 检查踝关节外侧以评估腓骨肌及其肌腱

在胫骨后肌肌腱和趾长屈肌肌腱之间很容易观察到胫神经血管束（图2-3-2）。

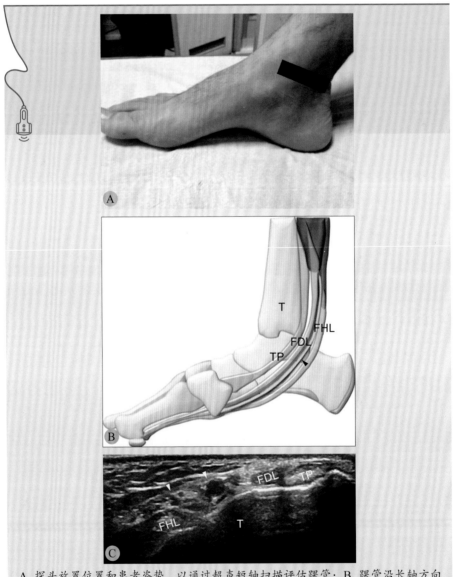

A. 探头放置位置和患者姿势，以通过超声短轴扫描评估踝管；B. 踝管沿长轴方向的解剖结构示意图，TP：胫骨后肌肌腱，FDL：踇长屈肌肌腱，FHL：趾长屈肌肌腱，箭头：胫神经血管束，T：胫骨；C. 踝管的超声短轴声像图。

图2-3-2 检查踝关节内侧以评估踝管

三、后部

1. 跟腱

患者俯卧，脚踝悬在床边。从肌腱交界处到附着点，使用短轴和长轴扫描评估跟腱，但肌腱厚度只能在短轴上测量。

超声动态长轴扫描可用于评估附着点、跟骨后滑囊、Kager 脂肪垫和跟骨后上结节之间的生物力学关系。

踝关节被动跖屈和背屈的动态扫描可对不完全和完全断裂进行鉴别诊断。

2. 胫骨后隐窝

跟腱内侧的冠状斜位扫描，以评估胫骨后隐窝（图 2-3-3）。

四、前部

脚必须放在与评估外侧部相同的位置。

1. 胫前肌肌腱和腓深神经

探头必须放在脚踝前侧的轴向平面上，可观察到胫前肌肌腱、姆长伸肌肌腱和趾长伸肌肌腱，必须向远侧追踪肌腱，直到看到它们分别附着在第一楔骨和脚趾上。

在姆长伸肌肌腱和趾长伸肌肌腱之间深处可见腓骨深部神经血管束。

2. 胫骨前隐窝

在伸肌肌腱之间对踝关节的前侧进行纵轴扫描，以检查胫骨前隐窝。

当没有积液扩张时，胫骨前隐窝看起来像三角形的高回声区域，还可以看到距骨软骨的薄层（图 2-3-4）。

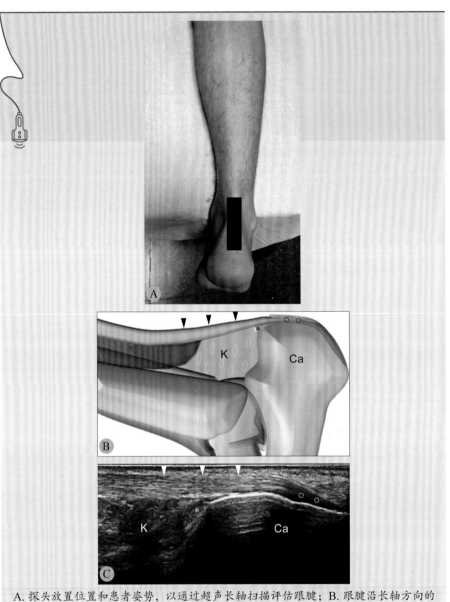

A. 探头放置位置和患者姿势，以通过超声长轴扫描评估跟腱；B. 跟腱沿长轴方向的解剖结构示意图，Ca：跟骨，K：Kager 脂肪垫，星号：跟骨后滑囊，短箭头：跟腱，圆圈：跟腱附着处，部分受各向异性伪像的影响；C. 跟腱的超声长轴声像图。

图 2-3-3　检查踝后部以评估跟腱

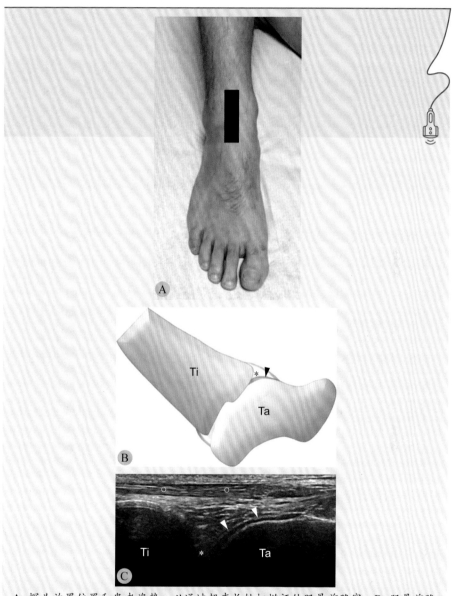

A. 探头放置位置和患者姿势，以通过超声长轴扫描评估胫骨前隐窝；B. 胫骨前隐窝沿长轴方向的解剖结构示意图，Ti：胫骨，Ta：距骨，箭头：软骨，星号：关节间隙，圆圈：覆盖上方的姆长伸肌肌腱；C. 胫骨前隐窝的超声长轴声像图。

图 2-3-4　检查踝前部以评估胫骨前隐窝

（Riccardo Sartoris, Angelo Corazza）

第二节
踝关节内注射的介入治疗

一、基础

踝关节内注射可治疗多种疾病。抗感染药如类固醇可减轻患者疼痛；非甾体抗炎药或透明质酸等润滑补充剂用于难治的足踝骨关节炎患者，以减慢骨关节炎的生理过程；在对关节内和关节外疾病的鉴别诊断中，可以出于诊断目的注射止痛药。

1.临床表现

患有原发性骨关节炎的患者通常 > 55 岁且体重超标。继发性骨关节炎发生在具有创伤、跗骨愈合或有扁平足问题的年轻个体中，主要症状是疼痛和关节僵硬，并与踝关节肿胀、压痛及无法屈曲踝关节以执行日常活动（如适度步行）有关。有时会感觉到骨与骨之间摩擦的感觉，甚至听到骨摩擦的声音。

2.超声诊断

踝骨关节炎的诊断需要 X 线检查。超声可以证明存在关节积液、滑膜增生和骨赘。

3.治疗方案

保守治疗包括减重、物理治疗、口服抗感染药和止痛药，以及关节内注射类固醇或透明质酸。疾病后期可以进行踝关节置换术。

二、超声引导的介入操作

1.目的

在关节腔内注射抗感染药、止痛药或润滑补充剂。

2.材料

◆ 1个注射器（2～5 mL）；

◆ 20 G 的穿刺针；

◆ 长效类固醇（1 mL，40 mg / mL）或透明质酸（2～4 mL）；

◆ 胶布。

三、介入操作流程

通常在超声前外侧凹处触诊引导进行踝关节水平的关节内注射，但关节骨赘的存在会降低该介入操作的成功率，应特别注意避开胫前神经血管束。虽然存在针尖较难观察的问题，但可以使用平面外方法。外侧（平面内）入路可在软组织中沿路径直接连续观察到针，但可能会受到胫前肌肌腱和神经血管束的限制。

患者仰卧，下肢略微向内旋转（15°～20°），仔细检查神经血管束的位置，以避免穿刺意外。然后，将探头旋转90°，扫描平面应显示胫骨远端骨骺、被透明软骨覆盖的距骨和关节凹处。

1. 头尾法

第一步 》》

关节空间位于屏幕中间，20 G 的穿刺针与充满麻醉药的注射器连接，并沿从尾到头方向沿着探头的远端推进针头，进行小量皮肤麻醉。通常，针头刺入的角度约为30°。使用这种方法，可以实时显示针的整个路径，并且可以对方向进行轻微的校正。一旦达到关节间隙，即可注射少量麻醉药以确认针尖是否在关节内准确定位。注射时不应有阻力，如果有阻力，则应考虑使针头缩回（1～2 mm），因为针尖可能抵住胫骨或距骨。

第二步 》》

关节腔内注射应根据注射的液体量确定关节凹处的扩张程度。请注意，类固醇具有低回声外观，内部有许多高回声点，而透明质酸具有很高的回声性。注射结束时，可以拔出针头，并在穿刺的皮肤部位贴上胶布。

2. 短轴入路

关节间隙位于屏幕的中心，并在探头中间水平垂直刺入一根20 G的脊柱针，并以非常轻微的外侧向内侧角度（大约5°）到达扫描平面。沿其路径，通过表层软组织的轻微移动可以间接看到针尖；当到达关节内位置时，会显示为关节凹处的高回声点。关节腔内注射少量（1～2 mL）的局部麻醉药可以帮助确认针尖的正确位置。

术后护理 》》

介入操作后应至少观察患者15分钟。患者可能出现疼痛，可口服非甾体抗炎药（图2-3-5）。

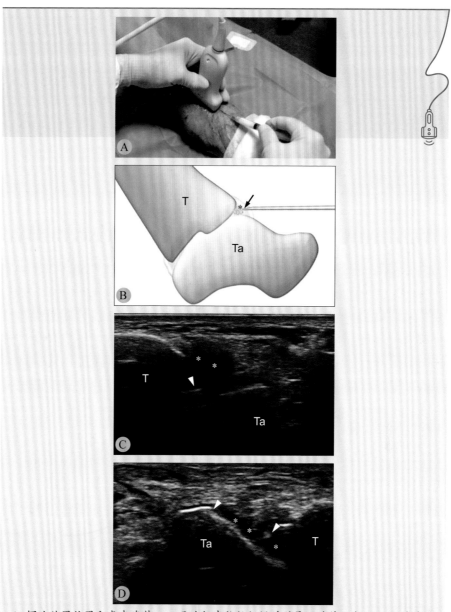

A. 探头放置位置和患者姿势，以通过超声长轴扫描并引导踝关节注射；B. 踝关节的解剖结构示意图，T：胫骨，Ta：距骨，星号：关节液，长箭头：针；C. 踝关节注射的超声长轴声像图；D. 采用平面外方法进行踝关节内注射的声像图。

图 2-3-5　超声长轴扫描并引导踝关节内注射

（Angelo Corazza, Riccardo Sartoris）

第三节
跟腱疾病的介入治疗

一、基础

跟腱疾病是一种退化性肌腱疾病，通常涉及跟骨附着上方 2 ~ 6 cm 的血管不足区域。通常认为是由于血管不良导致多个微小撕裂未愈合的结果。跟腱疾病是成年人的常见病。在 59% 的患者中，与体育活动有关，其中 53% 的患者经常跑步。一些内在因素（如性别、年龄和超重）和外在因素（如功能超负荷、鞋履不佳和训练错误）在慢性跟腱疾病的发展中起重要作用。跟腱疾病的特征是退化性改变，可以存在于跟腱内或附着点上。疾病早期的组织学特征是无症状性跟腱内局部区域损害，无炎症迹象。变性损害的组织学表现在症状发作之前就开始并发展。这种症状的延迟导致治疗效果不佳。

治疗主要分为以下几个方面。

一线治疗通常包括冰敷、固定和口服非甾体抗炎药。冲击波疗法可以减轻中期症状，外科清创术治疗只用于难治性病例。超声引导的松解（干针刺）可被视为一种微创的选择。跟腱再生的新理论源于血小板的作用（即切除坏死组织并刺激组织再生和愈合）及慢性跟腱疾病治疗策略的发展。

二、超声引导的介入操作

1. 适应证

无变性迹象的跟腱周围炎

◆ 跟腱周围简单的类固醇注射；

◆ 水扩张术（在跟腱周围注射 30 ~ 40 mL 生理盐水和局部麻醉药）。

跟腱的附着和附着前部超负荷的疾病

◆ 干针和类固醇注射；

◆ 干针 + 自体富血小板血浆注射或类固醇注射；

◆ 干针 + 富血小板血浆注射。

注意，在跟腱外伤的情况下，禁止使用干针法治疗。

2. 目的

引起局部充血和肌腱出血，从而促进术后血小板诱发的恢复现象。

3. 材料

◆ 2 个注射器（1 ~ 2 mL 和 5 ~ 10 mL）；

◆ 20 G 的穿刺针；

◆ 利多卡因（5 ~ 10 mL）；

◆ 长效类固醇（1 mL，40 mg / mL）；

◆ 胶布。

三、介入操作流程

> 患者俯卧，脚悬在检查床外。
>
> 通过纵向超声扫描可观察到跟腱。探头的近端部分放在跟骨的高回声骨线上，而探头的远端部分沿跟腱进行对齐。然后移动探头以检查受影响最大的部位，将探头旋转 90° 以评估短轴上的跟腱。

长轴方法 〉〉〉

> 20 G 的穿刺针以平面内进针的方法从远端 – 向近端插入（图 2-3-6）。麻醉药沿着针的路径，在跟腱周围软组织及跟腱的退化部分注入。然后在跟腱最退化的部位进行一系列的 15～20 次重复穿刺，以获得轻微的出血。同时可以在跟腱纤维内注射少量自体血液或富血小板血浆，以增强介入操作效果。
>
> 完成介入操作，将针头退出腱外，并将 1 mL 的类固醇注射到跟腱软组织的表面，覆盖在跟腱的附着点表面。然后拔出针头并在穿刺部位贴上胶布。

短轴方法 〉〉〉

> 20 G 的穿刺针以平面内进针方法沿内侧到外侧插入（2-3-7）。通过这种方法，更容易检测跟腱内部的细微退行性变化并对其进行选择性治疗。
>
> 干针治疗步骤如上所述进行。

术后护理 〉〉〉

> 治疗结束后对该患者进行观察约 10 分钟。患者可能会出现疼痛，可以口服非甾体抗炎药。
>
> 虽然没有规定系统的休息时间，但建议患者使用矫形支具并减少超负荷活动。

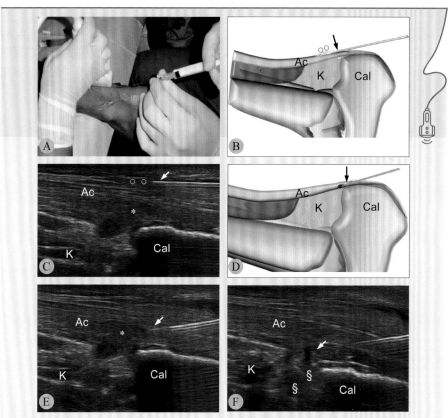

A. 探头放置位置和患者姿势，以通过超声长轴扫描并引导治疗跟腱炎；B. 跟腱的解剖结构示意图，Ac：跟腱，Cal：跟骨，K：Kager 脂肪垫，长箭头：针尖，圆圈：麻醉药；C. 超声引导在跟腱周围注射麻醉药，星号：腱内变性区；D. 跟腱的解剖结构示意图；E. 干针介入操作；F. 超声引导在跟骨后囊中注射类固醇（§）。

图 2-3-6　超声长轴扫描并引导治疗跟腱疾病

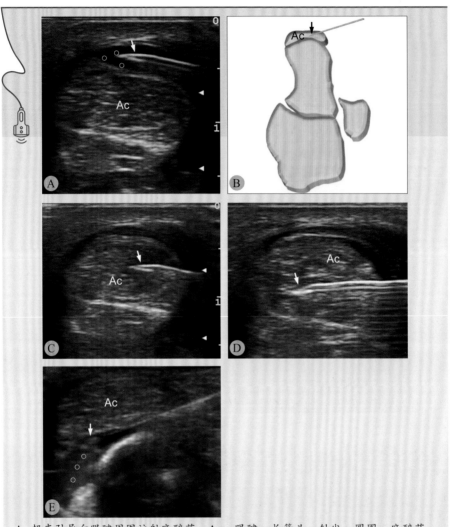

A. 超声引导向跟腱周围注射麻醉药，Ac：跟腱，长箭头：针尖，圆圈：麻醉药；B. 跟腱的解剖结构示意图；C、D. 超声引导干针的介入操作；E. 超声引导注射类固醇的声像图（星号）。

图 2-3-7　超声短轴扫描并引导治疗跟腱疾病

（Davide Orlandi, Enzo Silvestri）

第四节
踝关节周围腱鞘囊肿的介入治疗

一、基础

腱鞘囊肿是踝关节最常见的良性软组织病变，其主要发生在年轻人中。在 60% ~ 70% 的病例中，腱鞘囊肿起源于距下关节，并与滑膜关节连通。在 20% 的病例中，在胫距关节或距舟关节产生，在踝关节前部出现腱鞘囊肿。

1. 病因学

腱鞘囊肿源自关节腔，腱鞘囊肿形成的确切机制仍不清楚。

2. 临床表现

距下关节腱鞘囊肿通常为 2 ~ 5 cm 的肿块，很少伴有炎症。

腱鞘囊肿通常无症状，在活动期间通常表现为麻木或脚踝疼痛、功能限制或力量下降。在某些情况下，距下关节腱鞘囊肿可能通过压迫踝管内的胫后神经或其分支而引起踝管综合征。

3. 超声诊断

距下关节腱鞘囊肿在超声上具有典型的囊性形态，即呈圆形或椭圆形的低或无回声，并由薄而规则的壁来很好地界定。当囊肿显示为不完全低或无回声时，很难将腱鞘囊肿与其他病理状况区分开。

4.治疗方案

通常腱鞘囊肿可能会自发缩小，因为果冻样物质可能会通过关节间隙重新吸收，可以进行超声引导引流，但有高达 30% 的复发率。腱鞘囊肿的超声介入治疗后复发并不罕见，外科切除是标准的治疗方法。

二、超声引导的介入操作

1. 适应证

诊断性抽吸或治疗性缓解疼痛，腱鞘囊肿内注射类固醇。

2. 目的

抽吸关节腱鞘囊肿，并在关节内注入类固醇。

3. 材料

- ◆ 1 个注射器（5 ~ 10 mL）；
- ◆ 16 ~ 20 G 的穿刺针；
- ◆ 利多卡因（5 mL）；
- ◆ 长效类固醇（1 mL，40 mg / mL）；
- ◆ 胶布。

三、介入操作流程

第一步 》》

超声检查时，嘱患者俯卧，双腿伸直，脚伸出检查台末端。距外踝上方几毫米处进行由近端向远端、外侧向内侧斜向扫描，显示距下关节腱鞘囊肿。用平面内头尾入路插入针头，到达腱鞘囊肿内（图 2-3-8）。

第二步 >>>

　　连接到注射器的针头以平面内进针方法插入，直到针尖进入腱鞘囊肿壁。通常腱鞘囊肿黏稠度非常高，抽吸可能极具挑战性。这时可以使用更大的针头和活检手柄以获得有效的真空效果。

第三步 >>>

　　当腱鞘囊肿完全抽吸干净后，注射少量类固醇（1 mL）和局部麻醉药。然后拔出针头，并在皮肤穿刺部位贴上胶布。

术后护理 >>>

　　介入操作结束后观察患者约10分钟。患者可能会发生疼痛，可口服非甾体抗炎药。

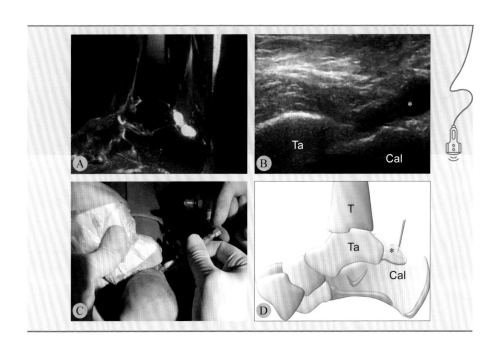

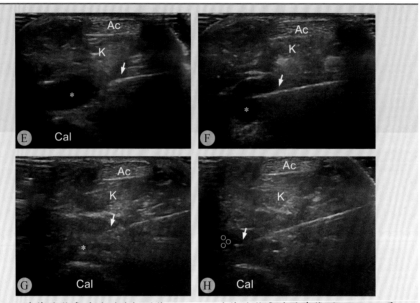

A. 距下关节腱鞘囊肿的磁共振图像；B. 距下关节腱鞘囊肿的声像图，Ta：距骨，Cal：跟骨，星号：腱鞘囊肿；C. 探头放置位置和患者姿势，以通过扫描距下关节的腱鞘囊肿；D. 距下关节腱鞘囊肿的解剖结构示意图，T：胫骨；E. 超声短轴扫描并引导抽吸距下关节腱鞘囊肿；F. 超声引导插入穿刺针；G. 超声引导抽吸腱鞘囊肿，直至积液完全引流；H. 超声引导注射类固醇（圆圈）。

图2-3-8　超声短轴扫描并引导抽吸距下关节腱鞘囊肿

（Emanuele Fabbro, Giulio Ferrero）

第五节
跟骨后滑囊注射的介入治疗

一、基础

跟骨后滑囊位于跟腱深处，作为跟腱与跟骨后上方之间的摩擦衰减器。脚踝运动时，跟骨后滑囊可在这些结构之间进行平行滑动，并且在正常情况下，由于仅包含少量液体，因此无法显示。

跟骨后滑囊炎通常是由过度运到引起，反映了后足超负荷，尽管也有报道称其为孤立的原发性疾病。同样，跟骨后滑囊炎可能与炎性或退行性踝关节疾病有关。

1. 临床表现

当存在跟骨后滑囊肿胀和炎症时，症状会随着探头的压力加重，并可能因主动和被动踝关节屈曲而变化。

长时间在坚硬的表面上奔跑，重复性运动会通过跟腱产生压力，并且存在增生的跟骨后上结节（如 Haglund 畸形），其是导致重复性微创伤和骨后滑囊炎的主要原因。

2. 超声诊断

超声可以很容易地检测到跟骨后滑囊的扩张，表明跟腱和跟骨浅表层之间有明确的无回声液聚积。如果无法清楚地检测到液体膨胀，则可通过踝关节屈伸的长轴扫描来挤压滑囊液。它还可以评估附着点、跟骨后滑囊、Kager 脂肪垫和跟骨后上结节之间的生物力学关系。

滑囊壁在慢性病例中可能增厚，或者由于滑膜增生，在风湿性患者中可能存在内部回声。

3. 治疗方案

保守治疗包括休息、减重、物理治疗、冰敷、口服非甾体抗炎药和止痛药。对于扩大滑囊，建议采用超声引导的抽吸和类固醇注射，也可以通过外科治疗潜在的疾病（如 Haglund 畸形）。

二、超声引导的介入操作

1. 适应证

诊断性抽吸或治疗性缓解疼痛。囊内注射类固醇。如果怀疑或已知滑囊感染、存在严重的蜂窝组织炎、感染及对皮质类固醇过敏，则禁止使用。

2. 目的

在受影响的滑囊腔内注入抗感染药。

3. 材料

◆ 1 个注射器（5 mL）；

◆ 23 G 的穿刺针；

◆ 利多卡因（1 mL）；

◆ 长效类固醇（1 mL，40 mg / mL）；

◆ 胶布。

三、介入操作流程

第一步 〉〉

　　超声检查时，嘱患者俯卧，双腿伸直，脚悬在检查台末端。在跟腱长轴上进行纵向扫描首先显示了跟骨后滑囊。然后将探头旋转90°并进行短轴扫描。然后从跟腱外侧平面将针插入跟腱下方，直至到达滑囊腔（图2-3-9）。

第二步 〉〉

　　当将针尖插入滑囊内部后，将少量的类固醇（1 mL）和局部麻醉药（1 mL）注入滑囊中。然后取下针头，并在皮肤穿刺部位贴上胶布。

术后护理 〉〉

　　治疗结束后观察患者约10分钟。患者可能会发生疼痛，可口服非甾体抗炎药。

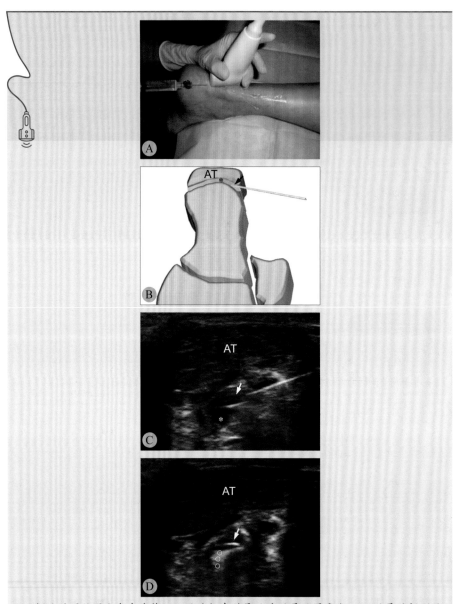

A.探头放置位置和患者姿势，以通过超声引导治疗跟骨后滑囊炎；B.跟骨的解剖结构示意图，AT：跟腱，长箭头：针，星号：扩张的滑囊；C.针插入扩张的滑囊声像图；D.超声引导注射类固醇（圆圈）。

图 2-3-9　超声短轴扫描并引导治疗跟骨后滑囊炎

（Angelo Corazza, Silvia Perugin Bernardi）

第六节
屈伸肌腱腱鞘炎的介入治疗

一、基础

腱鞘包绕的踝部的肌腱（如腓骨肌肌腱、胫骨后肌肌腱）会受到急性或慢性腱鞘炎的影响，而引起疼痛和功能受限。急性腱鞘炎的特征是腱鞘内积液，而慢性腱鞘炎通常表现为滑膜增厚或增生。外侧间隙与其他间隙不同，因为在跟骨韧带撕裂的情况下，关节间隙和腱鞘之间可能连通。在这种情况下，鞘液积液经常与关节积液同时发生，因此不应单独治疗。注射类固醇是一种有效的治疗方法，可以减轻患者疼痛和减少积液。注射透明质酸以改善肌腱滑动并延展支持带。

二、超声引导的介入操作

1. 适应证

如果该病有症状，且限制了日常生活，则需要超声引导介入治疗。此介入操作没有特定的禁忌证。

2. 目的

注射皮质类固醇对早期或亚急性腱鞘炎的治疗效果较好，可能会减轻疼痛和肿胀。疾病晚期阶段的特点是支持带增厚导致严重的间隙狭窄，可首先注射类固醇，再延迟 1 ~ 2 周注射透明质酸。注射透明质酸既改善了肌腱的滑动又延展了增厚的支持带。

当存在先天性或后天性扁平足或后足畸形时，可通过上述方法治疗。

3.材料

◆ 25 G 或更小的穿刺针；

◆ 1 个注射器（1 ~ 2 mL）；

◆ 长效类固醇（1 mL，40 mg / mL）；

◆ 低分子量的透明质酸（2 mL）；

◆ 胶布。

三、介入操作流程

第一步 >>>

　　根据要治疗的肌腱，患者采取相应的姿势。通过超声扫描以确定肌腱的走向并评估最合适的进针方法。

腓骨肌肌腱 >>>

　　超声检查时，嘱患者俯卧，双腿伸直，脚伸出检查台末端。腓骨肌肌腱首先在踝关节外侧间隙进行轴向扫描，显示正好位于外踝的上方和后方。然后将超声探头沿短轴上的肌腱路线向下滑动，以找到与腱鞘液渗出相关的位置（图 2-3-10）。

屈肌肌腱 >>>

　　超声检查必须使患者俯卧，双腿伸直，脚伸出检查台末端。屈肌肌腱首先在踝关节内侧间隙进行轴向扫描，显示正好位于内踝上方和后方。然后将超声探头沿其短轴上的肌腱路线向下滑动，以找到与腱鞘液渗出相关的位置。

伸肌肌腱 >>>

　　超声检查必须让患者仰卧，双腿伸直，脚后跟放在检查台上。伸肌肌腱首先在踝前侧进行相同的纵向扫描，以评估胫距关节。然后将超声探头旋转 90°，以便在短轴上扫描伸肌肌腱。然后，沿轴上的肌腱路线上下滑动超声探头，以发现有关的积液位置。

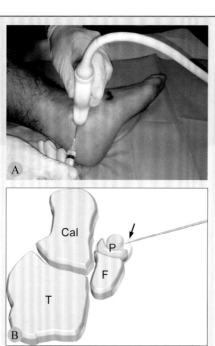

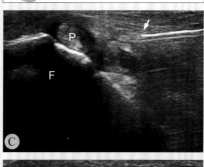

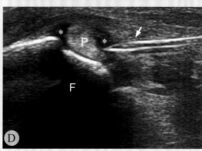

A. 探头放置位置和患者姿势，以通过超声引导治疗腓骨肌腱腱鞘炎；B. 腓骨肌肌腱的解剖结构示意图，Cal：跟骨，T：胫骨，F：腓骨，P：腓骨肌腱，长箭头：针尖；C. 超声引导在腓骨肌腱腱鞘内插入针头；D. 超声引导注射类固醇（星号）。

图 2-3-10　超声短轴扫描并引导治疗腓骨肌腱腱鞘炎

第二步 》》

我们建议使用短轴外侧入路来治疗踝肌腱鞘炎，因为这种方式可以避免意外的腱内注射。当检测到腱鞘液渗出时，将针插入腱鞘内并注射药物。

纵向方法 》》

值得注意的是长轴入路也是可行的。通过长轴入路，可以将针小心地沿长轴方向插入腱鞘。

术后护理 》》

治疗结束后，患者进行观察约 10 分钟。治疗后可能会出现疼痛，可口服非甾体抗炎药。虽然没有规定系统的休息时间，但建议患者减少体力活动。

（Riccardo Sartoris, Alice Arcidiacono）

第四章

足 部

第一节
足部：目标明确的超声解剖和检查技术

足可分为后足和前足。后足仅有足底侧，而前足可在背侧和足底侧进行评估。

一、后足

患者仰卧或俯卧，脚悬于检查床外。

脚必须在第一脚趾伸展的情况下背屈，然后将探头纵向放在脚后跟上方，以通过纵向扫描上评估足底腱膜的附着区域。

足底腱膜通常被认为是足深筋膜的一种改变，其来自后内侧跟骨结节的足底部分，并向远端延伸，分为中央、内侧和外侧，内侧是最常受影响的部位（图 2-4-1）。

二、前足掌侧

超声探头必须定位在跖骨头上方的轴向平面上，以观察跖骨间隙和趾屈肌肌腱。

评估跖骨间隙内的软组织，使其脱离自然位置，可以通过在脚背侧按压皮肤或对整个前足横向挤压（Mulder 的动作）来完成。这些动作有助于对跖趾关节间滑囊炎和趾间神经瘤的检查。

通过纵向扫描和脚趾的被动动作评估屈肌肌腱和跖趾关节。动态扫描还可以检查跖板的完整性（图 2-4-2）。

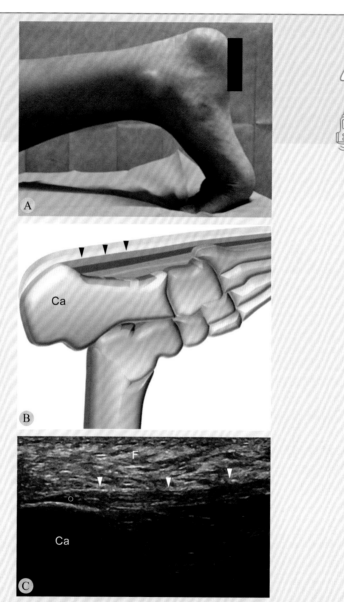

A. 探头放置位置和患者姿势，以通过超声长轴扫描评估足底腱膜；B. 足底腱膜沿长轴方向的解剖结构示意图，Ca：跟骨，短箭头：足底腱膜内侧；C. 足底腱膜内侧的超声长轴声像图，F：脂肪垫，圆圈：足底筋膜附着点，部分受各向异性伪像影响。

图 2-4-1   检查后足以评估足底腱膜

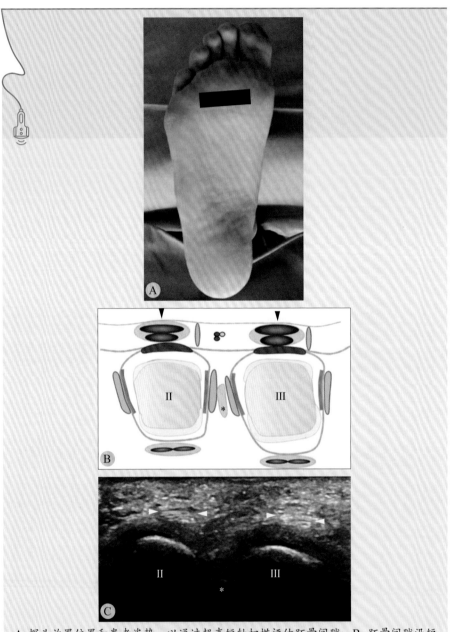

A. 探头放置位置和患者姿势，以通过超声短轴扫描评估跖骨间隙；B. 跖骨间隙沿短轴方向的解剖结构示意图，Ⅱ：第二跖骨头，Ⅲ：第三跖骨头，短箭头：屈肌肌腱，星号：第二跖骨间隙；C. 跖骨间隙的超声短轴声像图。

图 2-4-2　检查前足以评估跖骨间隙

（Davide Orlandi, Francesca Lacelli）

第二节
足底筋膜炎的介入治疗

一、基础

足底筋膜炎是足后跟疼痛的最常见原因，影响人体的正常运动，导致后足超负荷。病因可能与生物力学有关，如高弓足、足前旋、体重增加或跟骨骨刺。

1.流行病学

足底筋膜炎通常会广泛影响 40~60 岁的人群，男女患病率相同。

2.临床表现

患者主诉脚后跟的局部疼痛在早晨加重，症状持续数月或数年，如果疼痛是双侧的，则可能是风湿病或代谢性疾病。

3.诊断

在大多数情况下，由于足底筋膜炎的诊断通常基于临床，因此不需要影像学检查。影像学可用于评估组织损伤的程度，当临床表现不典型时，排除脚跟疼痛的其他原因，或确认对保守治疗无效的患者的诊断。X 线可以检查出跟骨骨刺。磁共振成像和超声检查可以进一步确认诊断。

4.治疗方案

足底筋膜炎患者通常选择保守治疗，并且依赖身体活动、非甾体抗炎药和牵伸等物理治疗。冲击波疗法可以减轻足底筋膜炎患者的症状。外科清创术或腱膜切开术用于难治性病例。超声引导的松解（干针疗法）也是一种很好的微创治疗。

二、超声引导的介入操作

1.适应证

超声引导足底筋膜炎的干针治疗用于足底腱膜内侧或外侧附着处、附着处前部超负荷腱膜病。足底腱膜外伤为禁忌证。

2.目的

引起局部充血和足底腱膜出血，从而促进术后血小板诱发的恢复现象。

3.材料

◆ 2 个注射器（2 mL 和 5 mL）；

◆ 25 G 的穿刺针；

◆ 20 G 的脊柱针；

◆ 利多卡因（5 ~ 10 mL）；

◆ 长效类固醇（1 mL，40 mg/mL）；

◆ 胶布。

三、介入操作流程

第一步 >>>

患者仰卧或俯卧，脚垂于床外，脚踝屈曲 90°。在足底扫描中可以看到足底腱膜，从跟骨附着处开始，并向尾端移动探头，以确定疾病的严重部位。将 25 G 的穿刺针以平面内进针方法从脚后跟的内侧插入外侧。沿针的路径，在周围软组织中及在足底腱膜的退化部分注射麻醉药（图 2-4-3）。

第二步 >>>

使用与注射麻醉药的同一根针，在腱膜的增厚部分进行多次穿刺。通常，10～20 次穿刺就足以取得良好的效果。

第三步 >>>

将 1 mL 的类固醇注射到腱膜周围软组织和深筋膜中，避免注入足底腱膜和足底脂肪垫。然后取下针头并贴上胶布。

术后护理 >>>

治疗后对患者进行观察约 10 分钟。患者可能会出现疼痛，可口服非甾体抗炎药。虽然没有规定系统的休息时间，建议患者使用矫形支具并减少身体活动。

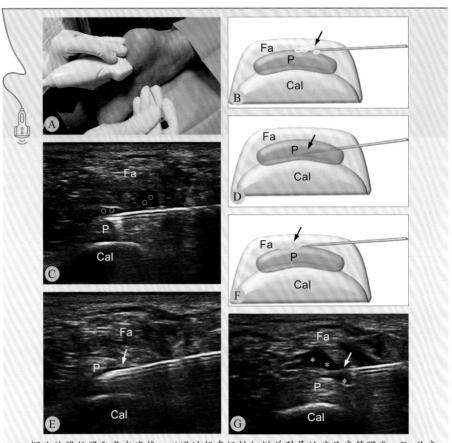

A. 探头放置位置和患者姿势，以通过超声短轴扫描并引导治疗足底筋膜炎；B. 足底筋膜的解剖结构示意图，Fa: 脂肪垫，P: 足底筋膜，Cal: 跟骨，圆圈：麻醉药，箭头：针尖；C. 超声引导向足底筋膜注射麻醉药；D. 向足底筋膜注入麻醉药的示意图；E. 超声引导足底筋膜炎的干针治疗；F. 足底筋膜干针治疗的示意图；G. 超声引导向足底筋膜注射类固醇（星号）。

图 2-4-3　超声短轴扫描并引导治疗足底筋膜炎

（Davide Orlandi, Luca Maria Sconfienza）

第三节
趾间神经瘤和跖趾关节间滑囊炎的介入治疗

一、基础

趾间神经瘤又称莫顿综合征（Morton syndrome），是一种前脚掌不常见的疼痛状况，通常发生在第三和第四脚趾之间而影响足底。这种状况可以由神经瘤而不是跖趾关节间滑囊炎引起。

趾间神经瘤是跖底的肿胀神经，通常位于第二和第三脚趾的基部之间。

尽管被称为神经瘤，但组织学研究表明它不是真正的肿瘤，而是神经周围纤维化（由神经组织周围的纤维组织形成）。

1. 病因学和临床表现

趾间神经瘤可能是刺激、压力或受伤的结果。趾间神经瘤患者多为穿高跟鞋或窄皮鞋的女性。

这种情况基本上是一种卡压症候群，引起趾部的剧烈灼痛。

脚趾可能也有麻木、灼热和刺痛感。

趾间神经瘤患者的体征和症状通常多变，并随着时间的延长而恶化，包括负重疼痛和闪痛，影响到两个脚趾的内侧。

趾间神经瘤患者有时可能会出现钝痛而不是剧烈疼痛。通常，患者在行走时会突然感到疼痛，必须停止走路并脱下鞋子。

2. 诊断

在大多数情况下，趾间神经瘤的诊断需要依据临床。影像学可用于确认对保守治疗无效的患者的诊断。超声可以帮助检查趾间神经瘤的存在，需与慢性间质性滑囊炎进行鉴别诊断。磁共振成像可用于确认诊断，有时还需要使用顺磁性造影剂才能将神经周围水肿与真实神经瘤区分开。

3. 治疗方案

趾间神经瘤患者可能需要换舒适的鞋并服用止痛药。类固醇注射可用于治疗跖趾关节间滑囊炎和趾间神经瘤。外科手术用于难治性病例，以去除受影响的神经或减轻神经压迫。

二、超声引导的介入操作

1. 适应证

由趾间神经瘤或跖趾关节间滑囊炎引起的前足痛。

2. 目的

将抗感染药或乙醇注入跖骨间隙以治疗跖骨间疼痛。

3. 材料

- 1 个注射器（2 mL）；
- 25 G 的穿刺针；
- 利多卡因（2 mL）+ 长效类固醇（1 mL，40 mg / mL）；
- 利多卡因（4 mL）+ 95% 乙醇（1 ~ 2 mL）；
- 胶布。

三、介入操作流程

第一步 ▶▶▶

　　患者仰卧在治疗床上，为了使注射针到达跖骨间隙，可使用不同的方法。将探头放置在跖骨头的足底侧面，以观察相关的跖骨间隙。然后以平面外进针方法插入针头，这种方法仅会看到针尖。另一种方法是将探头以矢状位在两个脚趾之间，并且从脚背侧向（平面内）的方法插入针。后一种方法可以更好地显示针的运行轨迹。

第二步 ▶▶▶

　　跖趾关节间滑囊炎：将针尖插入滑囊内，并向滑囊内注入 1 mL 麻醉药和 1 mL 长效类固醇。

　　趾间神经瘤：关于哪种是这种疾病的最佳治疗方法尚无共识。我们最初建议在神经瘤周围注入 2（±1）mL 麻醉药和 1 mL 类固醇的混合物。如果在 1 个月后治疗失败，我们将使用相同的技术，注射 4 mL 的麻醉药和 1～2 mL 的 95% 乙醇。乙醇注射时特别疼痛，因此应提前注射大量麻醉药（图 2-4-4）。

第三步 ▶▶▶

　　拔出针头并在治疗部位贴上胶布。

术后护理 ▶▶▶

　　介入操作后对该患者进行观察约 10 分钟。患者可能会出现疼痛，可口服非甾体抗炎药。虽然没有规定系统的休息时间，但建议患者使用矫形支具减轻前足压力。

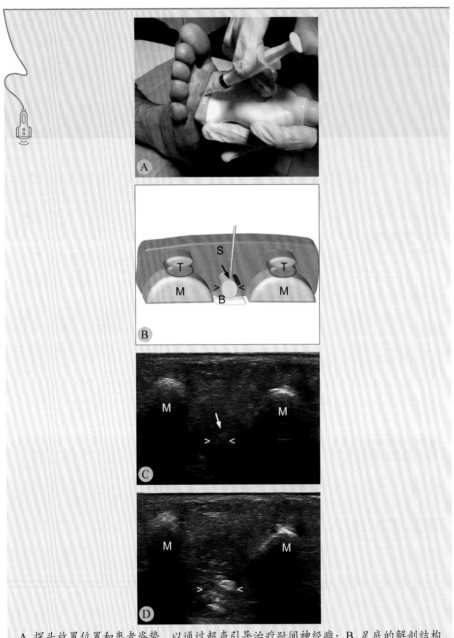

A. 探头放置位置和患者姿势，以通过超声引导治疗趾间神经瘤；B. 足底的解剖结构示意图；C. 超声引导治疗趾间神经瘤；D. 超声引导注射类固醇（星号）。

图 2-4-4　超声短轴扫描并引导治疗趾间神经瘤

（Angelo Corazza, Riccardo Sartoris）

参考文献

[1] ANITUA E, ANDIA I, ARDANZA B, et al. Autologusplatelets as a source of proteins for healing and tissueregeneration[J]. Thromb Haemost, 2004, 91: 4-15.

[2] BIANCHI S, MARTINOLI CU. ltrasound of the Musculoskeletal System[J]. Springer Verlag, 2009.

[3] MILANMACMAHON P J, SHELLY M J, SCHOLZ D, et al. Injectable corticosteroid preparations: an embolic risk assessment bystatic and dynamic microscopic analysis[J]. Am JNeuroradiol, 2011, 32: 1830-1835.

[4] MORELAND L W. Intra-articular hyaluronan(hyaluronic acid) and hylans for the treatment ofosteoarthritis: mechanism of action[J]. Arthritis Res Ther, 2003, 5: 54-67.

[5] NIESEL H C. Local anesthetics: maximumrecommended doses[J]. Anaesthesiol Reanim, 1997, 22: 60-62.

[6] COOPER G, LUTZ G E, ADLER R S.Ultrasound-guidedaspiration of symptomatic rotator cuff calcifictendonitis[J]. Am J Phys Med Rehabil, 2005, 84(1): 81.

[7] DEERING S J, MAIR S D, LATTERMANN C. Treatmentoptions for chronic retracted degenerative rotatorcuff tears[J]. Med Sport Sci , 2012, 57: 153-167.

[8] PECK E, LAI J K, PAWLINA W, et al. Accuracyof ultrasound-guided versus palpation-guided acromioclavicular joint injections: a cadaveric study[J]. PM R, 2010, 2(9): 817-821.

[9] RHEE R B, CHAN K K, LIEU J G, et al. MR and CT arthrography of the shoulder[J]. Semin Musculoskelet Radiol , 2012, 16(1): 3-14.

[10] RIGUTTI E, FIRENZANI C, CERIMELE D, et al. The conservative treatment of capsular-ligamentouslesions of the acromioclavicular joint[J] . Arch Putti Chir Organi Mov, 1990, 38(1): 33-39.

[11] ROBINSON C M, SEAH K T, CHEE Y H, et al. Frozen shoulder[J]. J Bone Joint Surg Br, 2012, 94(1): 1-9.

[12] SABETI-ASCHRAF M, OCHSNER A, SCHUELLER-WEIDEKAMMC, et al. The infiltration of the AC joint performed by one specialist: ultrasound versuspalpation a prospective randomized pilot study[J]. Eur JR adiol, 2009,75(1): e37-40.

[13] SCONFIENZA L M, BANDIRALI M, SERAFINI G, et al. Rotatorcuff calcific tendinitis: does warm saline solutionimprove the short-term outcome of double-needle US-guided treatment? [J] Radiology , 2012, 262(2): 560-566.

[14] SCONFIENZA L M, SERAFINI G, SARDANELLI F. Treatment of calcific tendinitis of the rotator cuff byultrasound-guided single-needle lavage technique[J]. AJR Am J Roentgenol , 2011, 197(2): W366.

[15] SERAFINI G, SCONFIENZA L M, LACELLI F, et al. Rotator cuff calcific end onitis: short-term and 10-year outcomes after two-needle us-guided percutaneous treatment-nonrandomized controlled trial[J]. Radiology, 2009, 252(1): 157-164.

[16] SLOBODIN G, ROZENBAUM M, BOULMAN N, et al. Varied presentations of enthesopathy[J]. Semin Arthritis Rheum , 2007, 37(2): 119-126.

[17] TAGLIAFICO A, SERAFINI G, SCONFIENZA L M, et al. Ultrasound-guided viscosupplementation of subacromial space in elderly patients with cuff teararthropathy using a high weight hyaluronic acid: prospective open-label non-randomized trial[J]. EurRadiol , 2011, 21(1): 182-187.

[18] Uthoff H K, Loehr J W. Calcific tendinopathyof the rotator cuff: pathogenesis, diagnosis, and management[J]. J Am Acad Orthop Surg , 1997, 5(4): 183-191.

[19] VAN DER WINDT D A, KOES B W, DE JONG B A, et al. Shoulder disorders in general practice: incidence, patient characteristics, and management[J]. Ann Rheum Dis, 1995, 54(12): 959-964.

[20] VAN HOLSBEECK M, STROUSE P J. Sonography of the shoulder: evaluation of the subacromial-subdeltoidbursa[J]. AJR Am J Roentgenol, 1993, 160(3): 561-564.

[21] CARDONE, D A, TALLIA A F.Diagnostic and therapeutic injection of the elbow region[J]. University of Medicine and Dentistry of New Jersey, Robert Wood Johnson Medical School, New Brunswick, New Jersey. 2002, 66: 11.

[22] CHIANG Y P, HSIEH S F, LEW H L. The role ofultrasonography in the different ial diagnosis andtreatment of tennis elbow[J]. Am J Phys Med Rehabil, 2012, 91(1): 94-95.

[23] DELPORT A G, ZOGA A C. MR and CT arthrography of the elbow[J]. Semin Musculoskelet Radiol , 2012, 16(1): 15-26.

[24] KOTNIS N A, CHIAVARAS M M, HARISH S. Lateralepicondylitis and beyond: imaging of lateral elbowpain with clinical-radiologic correlation[J].

Skeletal Radiol, 2012, 41(4): 369-386.

[25] LOCKMAN L.Treating nonseptic olecranonbursitis: a 3-step technique[J]. Can Fam Physician, 2012, 56(11): 1157.

[26] MAXWELL D M. Nonseptic olecranon bursitismanagement[J]. Can Fam Physician, 2011, 57(1): 21.

[27] SHIRI R, VIIKARI-JUNTURA E. Lateral and medialepicondylitis: role of occupational factors[J]. BestPract Res Clin Rheumatol , 2011, 25(1): 43-57.

[28] WALKER-BONE K, PALMER KT, READING I, et al. Occupation and epicondylitis: apopulation-based study[J]. Rheumatology (Oxford), 2012, 51(2): 305-310.

[29] WALZ D M, NEWMAN J S, KONIN G P, et al. Epicondylitis: pathogenesis, imaging, and treatment[J]. Radiographics , 2010, 30(1): 167-184.

[30] Altay M A, Erturk C, Isikan U E. De Quervain' sdisease treatment using partial resection of the extensor retinaculum: A short-term results survey[J]. Orthop Traumatol Surg Re, 2011, 97(5): 489-493.

[31] ASLANI H, NAJAFI A, ZAAFERANI Z. Prospective outcomes of arthroscopic treatment of dorsalwrist ganglia[J]. Orthopedics, 2012, 7, 35(3): e365-370. DOI: 10. 3928/01477447-20120222-13.

[32] CEREZAL L, DE DIOS BERNÁ-MESTRE J, CANGA A, et al. MR and CT Arthrography of the Wrist[J]. Semin Musculoskelet Radiol, 2012, 16(1): 27-41.

[33] EPUBCHEEMA T, SALAS C, MORRELL N, et al. Opening wedgetrapezial osteotomy as possible treatment for early trapeziometacarpal osteoarthritis: a biomechanical investigation of radial subluxation, contact area, andcontact pressure. J Hand Surg Am [J]2012, 37: 699-705.

[34] DI SANTE L, CACCHIO A, SCETTRI P, et al. Ultrasound-guided procedure forthe treatment of trapeziometacarpal osteoarthritis[J]. Clin Rheumatol, 2011, 30(9): 1195-2000.

[35] GUDE W, MORELLI V. Ganglion cysts of the wrist:pathophysiology, clinical picture, and management[J]. Curr Rev Musculoskelet Med, 2008, 1(3-4): 205-211.

[36] IANNITTI T, LODI D, PALMIERI B. Intra-articularinjections for the treatment of osteoarthritis: focus on the clinical use of hyaluronic acid. Drugs R D, 2011, 11(1): 13-27.

[37] ILYAS A M, AST M, SCHAFFER A A, et al. Dequervain tenosynovitis of the wrist[J]. J Am Acad Orthop Surg, 2007, 15(12): 757-764.

[38] PETERS-VELUTHAMANINGAL C, WINTERS JC, GROENIER KH, et al. Randomised controlled trial of local corticosteroid injections for de Quervain's tenosynovitis in general practice[J]. BMC Musculoskelet Disord, 2009, 27(10): 131.

[39] WITTICH CM, FICALORA RD, MASON TG, et al. Musculoskeletal injection[J]. Mayo Clin Proc, 2009, 84(9): 831-836.

[40] REVIEW WOLF J M. Injections for trapeziometacarpal osteoarthrosis[J]. J Hand Surg Am, 2010, 35(6): 1007-1009.

[41] CALLEGARI L, SPANÒ E, BINI A, et al. Ultrasound-guided injection of acorticosteroid and hyaluronic Acid: a potential new approach to the treatment of trigger finger[J]. Drugs RD, 2011, 11(2): 137-145.

[42] DURAND S, DAUNOIS O, GAUJOUX G, et al.Trigger digits[J]. Chir Main, 2011, 30(1): 1-10.

[43] JULKA A, VRANCEANU A M, SHAH A S, et al. Predictors of pain during and the day after corticosteroid injection for idiopathic trigger finger[J]. JHand Surg Am , 2012, 37(2): 237-242.

[44] KLAUSER A S, FASCHINGBAUER R, KUPFERTHALER K, et al. Sonographic criteria for therapy follow-up in the course of ultrasound-guided intra-articular injectionsof hyaluronic acid in hand osteoarthritis[J]. Eur JR adiol, 2011, 25(7): 2011. http://dx.doi.org/10.1016/j.ejrad.2011.04.073

[45] MIYAMOTO H, MIURA T, ISAYAMA H, et al. Stiffness of the first annular pulley in normal and trigger fingers[J]. J Hand Surg Am, 2011, 36(9): 1486-1491.

[46] ROJO-MANAUTE JM, RODRÍGUEZ-MARURI G, CAPA-GRASA A, et al. Sonographically guided intrasheath percu taneousrelease of the first annular pulley for trigger digits, part 1: clinical efficacy and safety[J]. J Ultrasound Med, 2012, 31(3): 417-424.

[47] SALIM N, ABDULLAH S, SAPUAN J, et al. Outcome of corticosteroid injection versusphy siotherapy in the treatment of mild trigger fingers[J]. J Hand Surg Eur, 2012, 37(1): 27-34.

[48] SATO E S, GOMES DOS SANTOS J B, BELLOTI J C, et al. Treatment of trigger finger: randomized clinical trial comparing the methods ofcorticosteroid injection, percutaneous release and open surgery[J]. Rheumatology (Oxford) , 2012, 51(1): 93-99.